Zorg om mensen met dementie

Voor Ries en Myrthe

Zorg om mensen met dementie

Een handleiding voor verzorgenden

Bère Miesen

Bohn Stafleu van Loghum
Houten 2008

© Bohn Stafleu van Loghum, onderdeel van Springer Uitgeverij 2008
Alle rechten voorbehouden. Niets uit deze uitgave mag worden verveelvoudigd, opgeslagen in een geautomatiseerd gegevensbestand, of openbaar gemaakt, in enige vorm of op enige wijze, hetzij elektronisch, mechanisch, door fotokopieën of opnamen, hetzij op enige andere manier, zonder voorafgaande schriftelijke toestemming van de uitgever.
Voor zover het maken van kopieën uit deze uitgave is toegestaan op grond van artikel 16b Auteurswet 1912 j° het Besluit van 20 juni 1974, Stb. 351, zoals gewijzigd bij het Besluit van 23 augustus 1985, Stb. 471 en artikel 17 Auteurswet 1912, dient men de daarvoor wettelijk verschuldigde vergoedingen te voldoen aan de Stichting Reprorecht (Postbus 3051, 2130 KB Hoofddorp). Voor het overnemen van (een) gedeelte(n) uit deze uitgave in bloemlezingen, readers en andere compilatiewerken (artikel 16 Auteurswet 1912) dient men zich tot de uitgever te wenden.

Samensteller(s) en uitgever zijn zich volledig bewust van hun taak een betrouwbare uitgave te verzorgen. Niettemin kunnen zij geen aansprakelijkheid aanvaarden voor drukfouten en andere onjuistheden die eventueel in deze uitgave voorkomen.

ISBN 978 90 313 5306 4
NUR 748

Ontwerp omslag: Studio Bassa, Culemborg
Foto omslag: Conny van Dam
Ontwerp binnenwerk: Studio Bassa, Culemborg

Eerste druk 1993 onder de titel *Dementie dichterbij*, nummer 34 in de reeks *Cahiers Ouderdom en Levensloop*, uitgave Bohn Stafleu van Loghum, Houten
Tweede, uitgebreide en licht aangepaste druk 2008

Bohn Stafleu van Loghum
Het Spoor 2
Postbus 246
3990 GA Houten

www.bsl.nl

Inhoud

	Voorwoord	7
1	Met liefde alleen kom je er niet	9
2	Werken met mensen met dementie	21
3	Zicht op de beleving van dementie	29
4	Van 'werken met' naar 'zorgen voor'	49
5	Adoptie	64
6	Overdracht en tegenoverdracht	83
	Intermezzo	103
7	Intimiteit en seksualiteit	123
8	Macht	146
9	Agressief gedrag	168
10	Een basis voor morgen	188
	Verantwoording en dank	204
	Personalia	206

Voorwoord

Velen brengen de oudere leeftijd niet helemaal ten onrechte in verband met een zekere mate van vergeetachtigheid. In één adem wordt dan ook vaak dementie genoemd, in de ogen van degenen die er nooit mee te maken hadden, dé ziekte van de vergeetachtigheid.
Dit boek laat zien dat deze dramatische ouderdomsziekte veel meer inhoudt dan een teruggang van het geheugen. Er is geen ziekte waarover zoveel domme dingen te berde worden gebracht en waarover zoveel misverstanden bestaan. Dit maakt het drama dat dementie betekent voor de zieke zelf en zijn naasten, nog eens extra groot.

Hoe vaak wordt er niet verkondigd dat iemand met Alzheimer met betrekking tot zijn eigen erbarmelijke toestand 'dit gelukkig zelf niet meer weet'. Het beeld wordt opgeroepen van de vrolijke bejaarde zonder brein, die nog wel zo van zijn borreltje houdt. 'Wel jammer dat hij vergeten is wie zijn partner is, dat hij zijn familie niet meer kent en ook niet meer weet waar hij is!'
Laten we duidelijk zijn: dit is niet jammer; dit is een regelrechte ramp. Veel mensen die aan een vorm van dementie lijden, ervaren daardoor juist een zeer intens en moeilijk op te heffen lijden.

Dit boek helpt begrijpen hoe verschillend dementie kan uitpakken, hoe groot het lijden kan zijn, hoeveel verdriet en paniek een patiënt met dementie vaak meemaakt. De naaststaanden lijden daardoor nog eens extra. Want niet alleen zijn ze hun geliefde partner of ouder kwijt door het verval van diens brein, maar ze nemen ook waar hoezeer de zieke zelf daaronder lijdt.

Aan iedereen in de omgeving van mensen met dementie, of het nu professionele verzorgenden of mantelzorgers zijn, kan niet voldoende informatie worden gegeven over de feiten rond deze ziekte.
De schrijver van dit boek geldt als één van dé deskundigen op dit gebied in Nederland. Zijn talrijke boeken en artikelen hebben velen een nieuw en adequaat inzicht verschaft in de betekenis van dementie voor allen die ermee te maken krijgen.
Maar ook voor degene die meer op afstand kan blijven van deze ziekte, omdat er in het persoonlijk leven geen mensen met dementie zijn, en voor bestuurders en politici is het nuttig om inzicht te verwerven in de omvang van deze ramp, die zovelen in de samenleving treft.

Prof. dr. Heleen M. Dupuis, hoogleraar medische ethiek en lid van de Eerste Kamer der Staten-Generaal.

1 Met liefde alleen kom je er niet

'Meegroeien' met de achteruitgang

Dementie is, eenvoudig gezegd, een chronische ziekte van de hersenen die verschillende oorzaken kan hebben. Inmiddels is gebleken dat mensen met dementie lang betrokken blijven bij wat hun overkomt. Dit noemt men de 'besefcontext' van dementie. Daardoor is dementie niet alleen als ziekte te beschouwen, maar ook als psychotrauma – met alle onmacht, ontwrichting en ontreddering van dien. Er is dus sprake van slachtoffers en van echt lijden. De (psychologische) kern daarvan is dat mensen met dementie enerzijds tegen controleverlies vechten en anderzijds tegen een gevoel van onveiligheid. Als gevolg daarvan zoeken zij veelvuldig onze nabijheid. Dit 'gehechtheidsgedrag' beantwoorden verzorgenden van nature met zorgend gedrag. Beide aspecten (zorg geven en zorg ontvangen) zijn complementair en zo ontstaat er meestal een emotionele band tussen de verzorgende en de mens met dementie. Die band wordt ook wel 'gehechtheid' genoemd.

Dit is de achtergrond van de algemene ervaring dat in de behandeling en begeleiding van mensen met dementie naast een professionele altijd een zekere emotionele band ontstaat. Wij verlenen immers zorg in een situatie van gehechtheid. Die is risicovol of staat permanent onder druk omdat de ander cognitief achteruitgaat. Zorg voor mensen met dementie is dus geen kwestie van een schuifloket of overdracht van goederen en diensten. Die zorg zit ingebed in een relationele context van zorg geven en zorg ontvangen. Het perspectief is echter omgekeerd aan dat van ouders en kinderen, al gaat het in beide gevallen om 'liefde voor het leven' en speelt de kwaliteit van de gehechtheid een hoofdrol. Binnen de toenemende zorg als gevolg van de cognitieve achteruitgang moet de gehechtheid optimaal blijven. Dat is geen sinecure. De belangrijkste uitdaging voor verzorgenden in hun werk is dan ook te formuleren als een specifieke competentie: leren om 'mee te groeien' met de (gevolgen van de) cognitieve achteruitgang van de mens met dementie.

Bouwstenen voor opleiding of onderwijs

De bouwstenen voor een aparte opleiding voor zorgen voor mensen met dementie moeten worden ontleend aan dit relationele perspectief. Daarbij moet rekening worden gehouden met het feit dat de mens met dementie in de loop van de tijd voortdurend verandert en als het ware een omgekeerde ontwikkeling doormaakt. Binnen dit omgekeerde ontwikkelingspsychologische perspectief worden verzorgenden ook geconfronteerd met de volgende kernthema's of competenties: leren omgaan met *toenemend verlies van een gedeelde wereld, met afnemende wederkerigheid, met gehechtheid en afscheid nemen, met waarheid en waarachtigheid, en met de paradox van de normaliteit.*

Deze kernthema's dienen de bouwstenen te vormen voor opleiding en onderwijs. Want met liefde alleen zijn verzorgenden onvoldoende in staat 'mee te groeien' met de cognitieve achteruitgang van mensen met dementie.

TOENEMEND VERLIES VAN EEN GEDEELDE WERELD

Mensen met dementie bevinden zich ogenschijnlijk in dezelfde wereld als wij: in hetzelfde huis, dezelfde kamer, op dezelfde dag, hetzelfde tijdstip. Dat is echter voor een deel en op den duur slechts schijn. Of beter: dat is per definitie niet vanzelfsprekend. Bij elke dementerende verdwijnt langzaam de belevingswereld die verder gaat dan het 'hier en nu'. In de loop van het ziekteproces blijft er steeds minder gedeelde werkelijkheid over. Het is dan ook een hele kunst en kunde om er steeds achter te komen op welke wijze de mens met dementie de werkelijkheid beleeft. Het is een hele opgave om ons voortdurend te realiseren dat onze kijk op de werkelijkheid niet de hunne is en steeds vast te stellen wat nog wel en wat niet meer met elkaar kan worden gedeeld. Het is verre van gemakkelijk om steeds te moeten schakelen tussen beide 'werelden'. En zonder de hulp of de aanwijzingen van deskundigen is het vaak moeilijk de ander in zijn wereld te 'volgen'. Een en ander sluit niet uit dat ontmoetingen die tot het hier en nu beperkt blijven – die verleden noch toekomst hebben – intens, essentieel en ontroerend kunnen zijn. Want het zijn vooral de incidentele gedachten en gevoelens van het moment die wij met dementerenden delen.

Iedereen behoort te weten dat geheugenstoornissen mensen met dementie ertoe dwingen houvast te zoeken in de concrete werkelijkheid of in herinneringen. Ze hebben houvast aan wat zij waarnemen en zolang zij dat waarnemen. Contact houden met mensen met dementie betekent daarom letterlijk: in de buurt blijven. Willen wij hen als buitenstaander – vanuit ónze wereld – verstaan en begrijpen, dan zullen wij er voortdurend op moeten letten dat wij via de zintuigen bereikbaar blijven. Mensen met dementie moeten ons, in ieder geval datgene wat wij willen en tegen hen zeggen, kunnen proeven, ruiken, voelen, zien en horen.

AFNEMENDE WEDERKERIGHEID

Eerder is betoogd dat het zaak is om binnen de toenemende zorg die de cognitieve achteruitgang met zich meebrengt, de gehechtheid optimaal te laten blijven. Dat is verre van gemakkelijk. Ik heb ook eerder gezegd dat wij naast een professionele meestal ook een emotionele band met mensen met dementie ontwikkelen. En dat terwijl deze band door het voortschrijden van het ziekteproces steeds meer wordt gekenmerkt door een tanende wederkerigheid en uiteindelijk zelfs door een blijvend gebrek daaraan.

In andere menselijke relaties leidt een blijvend gebrek aan wederkerigheid in principe tot een scheiding of ander persoonlijk ongeluk. Wederkerigheid ervaren is immers een van de elementen om een gehechtheidsrelatie dag in dag uit te kunnen volhouden: om te kunnen blijven geven is het belangrijk dat je ook iets terugkrijgt. Die wederkerigheid staat bij dementie van meet af aan of op den duur onder druk. Het idee (alleen al) dat wij als verzorgenden signalen blijven opvangen die wijzen op behoud van of uitzicht op wederkerigheid – al is het schijn – bevestigen dit. Dat wij vinden dat ons werk zo dankbaar, uitdagend en nuttig is, is in dit opzicht wel degelijk van belang, maar het is slechts een deel van ons verhaal. Feit blijft dat de relatie door het ziekteproces van de ander steeds minder wederkerigheid inhoudt. Dat is iets volstrekt anders dan te bedenken of te weten wat je voor dat verlies aan wederkerigheid 'terugkrijgt' of zou willen hebben. Het is interessant om na te gaan hoe en aan welk gedrag van mensen met dementie, in de verschillende fasen van het ziekteproces, wij (het idee van) een gevoel van wederkerigheid ontlenen. Hoop doet leven.

GEHECHTHEID EN AFSCHEID NEMEN

Vooral door het gehechtheidsgedrag van mensen met dementie gaat wat begint als basiszorg meestal over in 'zorgen voor' en ontstaan zorgzaamheid, bezorgdheid en een verantwoordelijkheidsgevoel. Als wij voldoende kennis bezitten, kunnen we – in tegenstelling tot bijvoorbeeld de familie – bepaald gedrag gemakkelijker accepteren, omdat we weten uit welke (hersen)stoornissen dit voortkomt. Wij weten dan dat het bij de ziekte hoort en onze aandacht kan van meet af aan gericht zijn op wat wij tegenkomen en hoe we ermee omgaan. Door dat bij voorbaat te accepteren,

hoeven wij er niet tegen te vechten. Zo zijn wij in staat op
tal van situaties in te spelen en mensen met dementie in
hun belevingswereld te volgen. Op den duur accepteren wij,
behalve het (afwijkende) gedrag, de mens met dementie ook
als persoon. Waar de familie een dierbare verliest, 'adopteren' wij deze juist. Wij worden een soort familie zonder
dat wij bevoordeeld of gehinderd worden door de rechten
of plichten die bij bloedverwantschap horen. Wij zitten niet
gebakken aan bestaande interactiepatronen. Wij beschikken
niet over een gedeeld verleden. Wij worden 'familie met een
schone lei'. Het opbouwen van een band zal echter ook ons
tijd en moeite kosten. Het verliezen ervan later zal ook voor
ons niet gemakkelijk zijn. Want wie zich hecht, moet ooit, in
het groot of in het klein, afscheid nemen.

WAARHEID EN WAARACHTIGHEID
Als mensen hun leervermogen definitief hebben verloren,
heeft het ook geen zin meer hen te corrigeren, te informeren
of bij de tijd te houden. In plaats van hen te oriënteren op
ónze realiteit past het ons dan slechts om mee te gaan in hún
actuele belevingswereld, met alle (positieve en negatieve)
gevolgen van dien. Dat geeft ons vroeg of laat, de een meer
dan de ander, het gevoel dat wij mensen met dementie voor
de gek houden, misleiden of bedriegen – ook al is het effect
daarvan positief.
Om persoonlijke redenen volharden in 'altijd eerlijk blijven'
en 'altijd de waarheid vertellen' leidt er echter vaak toe dat
mensen met dementie zich alleen nog maar ongelukkiger
gaan voelen.
Het is zeker geen gemakkelijke opgave om onze eigen
wereld en de daarin heersende opvattingen, normen en
waarden op te geven om professioneel te kunnen handelen.
Dat wil zeggen: te handelen in de geest van wat andermans
belevingswereld aangeeft en wat, als het goed is, ook in het
zorgplan is vastgelegd. En dat vlak voor de ogen en oren van

familieleden die niet altijd begrijpen waarmee we bezig zijn. Weigeren mee te gaan in de belevingswereld van mensen met dementie of dit ook gaan benoemen als een 'leugentje om bestwil' is dan eerder een graadmeter van ons gebrek aan professionaliteit dan van onze gewetensnood. Daar komt dan nog bij dat mensen met dementie onderling zeer verschillen in de bejegening die zij nodig hebben, dat dit per dag of per uur van de dag kan verschillen en dat die bejegening in de loop van het proces steeds dient te worden bijgesteld. Neem een oude dame met een kindpop in de armen. Er is een wereld van verschil tussen opmerkingen als: 'wat lief, zo'n baby', 'wat leuk, net een echte baby', 'deze pop is net echt' en 'wat een leuke pop is dat'.

DE PARADOX VAN DE NORMALITEIT

Tegenwoordig is er een tendens om de oplossing in de zorg voor mensen met dementie te zoeken in een combinatie van kleinschaligheid – eenzijdige nadruk op wonen – en voldoen aan wat de dementerende wil: vraaggestuurde zorg. Uitgangspunt daarvan is dat wij met normale mensen te maken hebben en niet met zieken. Gevolg is dat de dementie wordt ontkend of nergens meer ter sprake komt – met alle gevolgen van dien. Zo leidt de opvatting dat als de omgeving maar normaal is het gedrag dat ook zal zijn tot een vaak nogal vergaande acceptatie van allerlei 'gestoord' gedrag of een blijvende frustratie door verwachtingen die verre van realistisch zijn.

Kennis van de achtergrond en/of oorzaak van bepaald gedrag – bijvoorbeeld ononderbroken claimen, honderd keer hetzelfde vragen, zeggen of doen, vervelende handtastelijkheden, enzovoort – betekent nog niet dat het normaal is dat wij dat allemaal maar zonder meer over onze kant laten gaan. Als we dit gedrag 'bij voorbaat' of overhaast accepteren, raken we mogelijk de basis van onszelf kwijt. Ook wij hebben het houvast en de veiligheid van vanzelfsprekende normen nodig om in de praktijk van alledag te weten waar we aan toe zijn. Anders wordt het steeds moeilijker om in evenwicht te blijven en goed te kunnen (blijven) functioneren. Ook slachtofferhulp heeft zijn grenzen.

Andere competenties

Behalve met de hierboven geschetste competenties hebben verzorgenden en andere hulpverleners in de behandeling, begeleiding en zorg voor mensen met dementie tevens voortdurend van doen met nog een aantal andere competenties, namelijk omgaan met *adoptie en (tegen)overdracht, met intimiteit en seksualiteit, met macht en onmacht en met agressief gedrag.*

ADOPTIE EN (TEGEN)OVERDRACHT

Zorg verlenen aan mensen met dementie is meer dan alleen basiszorg geven. De ervaring leert immers dat na verloop van tijd meestal een gehechtheidsrelatie ontstaat, enigszins vergelijkbaar met adoptie. Soms kan die 'adoptie' zo sterk zijn, dat wij voor ons gevoel haast familie worden. Een mens kan echter alleen goed voor een ander zorgen als hij ook goed voor zichzelf zorgt. Dat houdt onder meer in dat hij zijn eigen mogelijkheden en grenzen accepteert. Het is daarom van belang dat wij, al dan niet met elkaar, naar ons eigen gedrag blijven kijken, ons bewust worden van onze eigen beweegredenen om te zorgen, en erover nadenken hoe wij onze eigen mogelijkheden kunnen hanteren en ontwikkelen. Om 'goede zorg' te kunnen blijven verlenen – dat wil zeggen zorg waarmee het belang van de mens met dementie gediend is – is het nodig dat wij onbevooroordeeld waarnemen wat er met de ander gebeurt en wat diens gevoelens en behoeften zijn. In de praktijk blijkt dat wij elk op onze eigen wijze aan dit 'onbevooroordeeld waarnemen' invulling geven. Net als mensen met dementie zijn ook wij geneigd gevoelens en ervaringen uit het verleden te projecteren op het heden. Hierdoor kan onze gehechtheid sterk worden gekleurd. Deze situatie wordt aangeduid met de termen 'overdracht' en 'tegenoverdracht'. Het is belangrijk dat wij ons bewust zijn van de situatie waarin overdracht of tegenoverdracht mogelijk een rol speelt en dat wij inzicht hebben in de werking van projecties. Dat wil zeggen: inzicht in hoe onze beleving en niet-verwerkte verlieservaringen ons eigen gedrag en dat van de mensen met dementie kunnen beïnvloeden.

INTIMITEIT EN SEKSUALITEIT

In de loop van hun ziekteproces gaan mensen met dementie zich steeds meer non-verbaal uiten om aan te geven wat zij denken, willen en voelen. Aanraken wordt hun belangrijkste middel om ons te bereiken. Door hun toenemende afhankelijkheid en de daarmee gepaard gaande noodzakelijke zorg ontstaat er een steeds intiemere relatie met ons als zorgverleners.

In een dergelijke situatie kunnen uitingen van intimiteit en seksualiteit gemakkelijk verkeerd geïnterpreteerd worden als 'ongewenste intimiteiten'. Wij doen er goed aan ons te realiseren dat dergelijke uitingen meestal niet als zodanig bedoeld zijn, maar eerder als een verlangen naar warmte en tederheid. Hoe ver wij gaan in het accepteren van dit soort zogenaamd 'lastige' situaties, wordt bepaald door onze eigen grenzen, waarden en normen.

Ons startpunt in de relatie met de dementerende is echter fundamenteel anders dan dat van de familie. Wij hebben geen geschiedenis van intimiteit met hem of haar. Waar familie een weg moet afsluiten en er langzaamaan veel ouds en vertrouwds verloren gaat, kunnen wij een weg ontsluiten. Voor ons is er altijd de mogelijkheid dat zich een band ontwikkelt, ook al is dat soms verre van gemakkelijk. Enerzijds noopt de noodzaak van toenemende zorg niet direct tot voorzichtige omslachtigheid: naar de wc brengen, wassen, aankleden en ondersteunen bij het lopen brengen lijfelijke nabijheid met zich mee waarover wij meestal niet nadenken;

dat doen we gewoon. Anderzijds ontbreekt het ons soms aan informatie over hoe iemand in het verleden is omgegaan met eigen naaktheid of naar de wc gaan. Het blijft dus gissen, terwijl wel van ons verwacht wordt dat wij ons van meet af aan binnen de intimiteitssfeer van mensen met dementie kunnen bewegen.

MACHT EN ONMACHT

Het lijdt geen twijfel dat naarmate mensen met dementie minder gemakkelijk bereikbaar worden, wij meer moeten gissen naar wat de ander denkt, ervaart of voelt. Of bedoelt met wat hij of zij doet. Wat dat betreft kunnen mensen met dementie tot potentieel gewillige slachtoffers worden van wat wij ons in ons hoofd halen (zij het overigens meestal met 'de beste bedoelingen'). Zonder voortdurende reflectie op deze machtspositie wordt zorgen voor mensen met dementie een griezelige zaak.

De andere kant van de medaille is dat mensen met dementie steeds minder gemakkelijk 'doen wat wij willen' of meewerken met wat wij vinden dat goed voor hen is. Onze boodschap komt steeds moeilijker over. En dat betekent dat gevoelens van machteloosheid en afgewezen worden voortdurend op de loer liggen. Het is een hele klus daarmee te leren omgaan, maar machteloosheid is een blijvend aspect van ons werk.

In de dagelijkse omgang met dementerenden doen zich dus met de regelmaat van de klok momenten voor waarin zich vormen van macht (kunnen) voordoen. Dat kunnen ook situaties zijn waarin wij plaatsvervangend moeten beslissen. De afhankelijkheid van de ander dwingt ons daartoe, maar ook in bezorgdheid en bevoogding kan macht besloten liggen. Welke beslissingen wij ook nemen, wij moeten dat altijd doen op een manier die zo nauw mogelijk aansluit bij hetgeen de persoon met dementie zelf gewild zou hebben. Alles wat plaatsvindt in een sfeer van begrip, respect en acceptatie van de beperkingen van mensen met dementie – maar ook van onszelf – is goed gedaan. Wat niet in die sfeer plaatsvindt, zet niet alleen de ander maar ook onszelf als zorgverleners in de kou.

AGRESSIEF GEDRAG
Er zijn tal van redenen waarom mensen met dementie agressief gedrag vertonen. Bijvoorbeeld uit frustratie en onmacht. Of ten gevolge van een gevoel van onveiligheid. Hoe het ook zij, de relatie met ons wordt daardoor bemoeilijkt en blijft risicovol. Kennis van mogelijke oorzaken geeft ons in ieder geval de kans ons in te leven in de belevingswereld van de ander en biedt soms aangrijpingspunten om dit gedrag te voorkomen. Door deze verdiepingsslag verworden mensen met dementie niet zo snel tot onbegrepen vreemden. Daarbij komt dat wij dit gedrag dan ook minder snel op onszelf zullen betrekken. Daarmee nemen ook gevoelens van onzekerheid of schuld af en kunnen wij de ander toch nog lief, sympathiek of vertederend blijven vinden.
Dat neemt niet weg dat in de regel onze eerste, natuurlijke reactie op schreeuwen, slaan, bijten, krabben of spugen niet alleen letterlijk afstand nemen zal zijn, maar dat we ook waakzaamheid ontwikkelen om te voorkomen dat het ons nogmaals overkomt. En zo moet het ook: zelfbescherming is hier een eerste vereiste. Maar tezelfdertijd brengt het ons tegenover de mens met dementie in een loyaliteitsconflict. Immers, het gaat hier om een mens in nood die onze nabijheid en troost hard nodig heeft en het is frustrerend dat onze zelfbescherming ertoe leidt dat de ander die niet krijgt.

Contouren van een opleiding

Het eerder geschetste relationele perspectief in de behandeling, begeleiding en zorg voor mensen met dementie kan worden uitgelijnd naar een viertal relaties. Namelijk de relatie van de verzorgende tot de patiënt/bewoner, tot diens familie, tot zichzelf en ten opzichte van de organisatie waarbinnen hij of zij werkzaam is. Daarbij moeten de tien geformuleerde competenties of thema's tevens worden uitgewerkt op cognitief, emotioneel en gedragsniveau. Oftewel: welke kennis, emotionele ervaringen of attitudes en vaardigheden zijn nodig om adequaat met deze thema's om te gaan? Iedere competentie, ieder thema doet een beroep op het hoofd, het hart en de handen van verzorgenden. En dat is het geval binnen de relatie met de patiënt/bewoner, diens familie, henzelf en de organisatie. Op deze wijze kan elke competentie of thema binnen een matrix van drie bij vier worden uitgewerkt voor opleiding en onderwijs. Neem het eerder genoemde thema 'agressief gedrag' als voorbeeld. Voor een opleiding gaat het dan om de invulling van:

- Wat moeten verzorgenden weten over (de achtergronden van) agressief gedrag?
- Wat voor attitude is nodig om (emotionele) verwerking mogelijk te maken bij confrontatie met agressief gedrag?
- Welke vaardigheden zijn nodig om, al dan niet in een acute situatie, om te gaan met agressief gedrag?

Deze drie vragen dienen tevens binnen elk van de vier genoemde relaties te worden uitgewerkt. Neem de eerste vraag van de laatstgenoemde drie als voorbeeld: 'Wat moeten verzorgenden weten over (de achtergronden van) agressief gedrag?'
- In de relatie met de patiënt kan het gaan om kennis van observatie- en agressieprotocollen.
- In de relatie met de familie om kennis van registratie- en klachtenrecht.
- In de relatie met verzorgenden zelf om theorie over traumaverwerking.
- In de relatie met de organisatie om de noodzaak op de hoogte zijn van de beschikbaarheid van een begeleidingstraject.

In dit boek wordt een voorschot genomen op de uitdaging om een opleiding te ontwerpen die gericht is op de competenties die specifiek zijn voor de behandeling, begeleiding en zorg voor mensen met dementie en hun familie. Die competenties hebben alles te maken met professionele 'slachtofferhulp'. Want één ding is zeker: met liefde alleen komen verzorgenden er niet.

2 Werken met mensen met dementie

Uit de praktijk
Ria komt driemaal per week bij mevrouw Donkers. De kinderen van mevrouw Donkers hebben de rest van de zorg voor haar onderling verdeeld. Daardoor kan ze nog thuis blijven wonen ondanks haar dementie. Ria komt er nu al een jaar als verzorgende. 'Ik zou er een boek over kunnen schrijven', zegt ze. Er zijn van die terugkerende gesprekken. Zo vraagt mevrouw Donkers nogal eens bij Ria's binnenkomst: 'Ben je er een van mij?' De eerste keer had Ria geantwoord dat ze van de gezinszorg kwam. Mevrouw Donkers had meteen afwijzend gereageerd. Haar gezin was groot genoeg. Ze had al genoeg monden te voeden en kleren te verstellen. Ze kon er niet nog eentje bij hebben. Later kon Ria die reactie goed plaatsen. Mevrouw Donkers had aan twaalf kinderen het leven geschonken en ze had ook nog twee miskramen gehad. Die werden er altijd bijgenoemd. Een van de dochters van mevrouw Donkers is op zeventienjarige leeftijd bij een ongeluk om het leven gekomen. Dat had Ria van de kinderen gehoord, want mevrouw Donkers sprak er zelf niet over. De kinderen vertelden Ria ook dat moeder hard was, voor zichzelf en anderen, maar dat ze wel een heel goede moeder was. Vrienden en vriendinnen die de kinderen destijds mee naar huis namen, werden altijd kritisch gekeurd, maar de uiteindelijke echtgenoten en -genotes had ze als zoons en dochters in het hart gesloten. Het was een grote, hechte familie met mevrouw Donkers in het middelpunt. Alleen was die met al die kleinkinderen, waarvan de meesten ook al groot waren, langzamerhand het overzicht kwijtgeraakt. Het was dus goed te begrijpen dat ze aan Ria vroeg: 'Ben je er een van mij?' Ria antwoordde bijvoorbeeld: 'Dat zou best kunnen zijn.' Of: 'Ik hoop het maar, want u bent de beste moeder op de hele wereld.' En dan zei mevrouw Donkers: 'Hou je mooie praatjes nou maar voor je. Je hoeft me geen veer in mijn

gat te steken, want je meent er niks van.' Maar ondertussen glunderde ze wel. En dan zou Ria haar wel zo in haar armen willen sluiten.

Een maand geleden vroeg mevrouw Donkers ineens: 'Ben jij Gemma?' Daar was Ria erg van geschrokken. Gemma was de dochter die op zeventienjarige leeftijd was overleden. Ze wist helemaal niet wat ze daarop moest antwoorden.

Een terugkerende vraag van mevrouw Donkers was ook: 'Ben je getrouwd?' Ria woonde al zes jaar samen, maar de eerste keer antwoordde ze impulsief 'Nee', zonder verdere uitleg. 'Dat is jammer', vond mevrouw Donkers. Ze bekeek Ria eens kritisch. 'Je hebt toch een fatsoenlijk alledaags gezicht.' En met een klap op Ria's niet onaanzienlijke achterwerk: 'Alles zit erop en eraan.' Zo leuk vond Ria dat niet. Ze vindt zichzelf te dik, al beweert haar vriend het tegendeel. De volgende keer dat mevrouw Donkers vroeg: 'Ben je getrouwd?', zei Ria 'Ja.' Een uitleg over samenwonen zag ze niet zo zitten. Mevrouw Donkers keek kritisch naar Ria's buik. 'Hoe ver ben je?' Dat vond Ria ook al geen leuke vraag. 'Ik ben wel dik,' zei ze snibbig, 'maar ik ben niet in verwachting.' 'Och,' zei mevrouw Donkers, 'je man is zeker op zee?'

Soms was er geen land met mevrouw Donkers te bezeilen. Dan was ze aan het vloeken en schelden en werd Ria voor van alles en nog wat uitgemaakt. Ze was dan blij als ze de deur achter zich kon dichttrekken. Een andere keer was mevrouw Donkers zo stil en afwezig dat Ria zich zorgen maakte. Soms was mevrouw Donkers ook heel negatief over zichzelf. 'Ze moeten me maar opruimen. Hupsakee, onder de groene zoden. Dan zijn ze van me af.' Als ze in zo'n bui was, was die ook niet te doorbreken. Juist omdat mevrouw Donkers een doorzetter was en moeilijk te remmen als ze eenmaal iets in haar hoofd had, was Ria wel eens bang dat ze zichzelf iets zou aandoen. Soms heeft Ria moeite mevrouw Donkers uit haar gedachten te zetten. Dan moet haar vriend wel eens bij wijze van spreken met de vuist op tafel slaan en zeggen: 'Hé, ik ben er ook nog.'

Inleiding

Over het werken bij een dementerende, thuis of in het verzorgingshuis, vertellen verzorgenden leuke en minder leuke dingen. Maar alleen de moeilijke of de aantrekkelijke kanten van het werk zien getuigt van een gebrek aan realisme. 'Op den duur', zo geven verzorgenden aan, 'vinden de meesten van ons wel een manier om met beide aspecten in ons werk om te gaan.' Wie dat niet lukt, wie enkel zweert bij de rozengeur of wie enkel baalt van het prikkeldraad, knapt ten slotte af en gaat vroeg of laat elders werken. Wat vinden verzorgenden moeilijk aan het werken met dementerende mensen, en wat maakt dat zij hun werk tegelijkertijd aantrekkelijk vinden?

Moeilijke kanten

Dementerende mensen doen of laten soms dingen die verzorgenden onprettig vinden en soms ook als heel vervelend kunnen ervaren. Verzorgenden vertellen daar het volgende over.

IRRITANT GEDRAG

Als mensen blijven klagen over van alles en nog wat. Als ze bij voorbaat alles afwijzen. Als ze achterdochtig zijn, je beschuldigen van diefstal of niets van je aannemen. Als ze zich vies of onfatsoenlijk gedragen. Als ze geen greintje geduld kunnen opbrengen. Als ze agressief zijn of je uitschelden.

VERSTOORDE COMMUNICATIE

Als je niet herkend wordt of wordt aangezien voor een ander. Als ze opeens heel onberekenbaar uit de hoek komen. Als ze weinig of niet op je reageren. Als ze maar niet kunnen begrijpen wat je van hen wil. Als je merkt hoe ze langzaam maar zeker achteruitgaan en in een eigen, onbereikbare wereld terechtkomen. Als ze zelf nog goed in de gaten hebben dat ze achteruit gaan.

EXTREME OF ONVERVULBARE VRAGEN OM HULP

Als ze je tegenwerken. Als ze boos, bang of verdrietig zijn zonder dat je ze daarbij kunt helpen. Als je zo je best doet en het allemaal niks helpt. Als ze maar blijven klagen. Als ze steeds hetzelfde roepen, doen of vragen. Als ze onrustig zijn, steeds weglopen of naar huis willen en boos zijn omdat je ze niet laat gaan.

ONDANKBAAR WERK

Als ze meteen weer vergeten zijn wat je allemaal voor ze doet. Als ze alles in huis overhoop halen. Als je geen contact met ze krijgt. Als je ziet hoe ze tegen de partner of de kinderen doen, die dag en nacht voor ze klaarstaan. Eigenlijk zie je nooit resultaat. Ze worden nooit 'beter', wat je ook voor ze doet.

Aantrekkelijke kanten

Van de aantrekkelijke kanten van werken met dementerende mensen noemen we hier de volgende uitspraken van verzorgenden.

DANKBAARHEID

Als iemand je zomaar een zoen geeft of je hand vastpakt. Als ze van genoegen 'glimmen' wanneer je wat voor ze hebt gedaan. Wanneer ze van die verhalen over vroeger vertellen en laten merken dat ze zich bij je op hun gemak voelen. Als ze dankbaar zijn om niets, om heel kleine dingen.

AANHANKELIJKHEID

Als je merkt dat ze op je reageren en dat ze zich ook aan je durven over te geven. Als je voor elkaar krijgt wat je wilt en dat je voelt dat ze met je meewerken omdat ze je vertrouwen. Als je merkt dat ze het fijn vinden om met je op te trekken. Ze kunnen soms zo vertederend zijn.

DIRECT EN SPONTAAN
> Ze uiten zich precies zoals ze zich voelen. Ze zeggen wat
> ze denken en zijn niet bang voor lichamelijk contact.
> Ze zoeken niet overal wat achter. Je kunt vaak met ze
> lachen om de kleinste dingen. Ze kunnen heel ad rem en
> eigengereid uit de hoek komen. Ze vergeten het als je iets
> stoms hebt uitgehaald. Je kunt steeds met een schone lei
> beginnen.

VERRASSEND EN OPRECHT
> Ze doen en zeggen soms zulke onverwachte dingen die je
> niet achter ze had gezocht. Als je door hen in vertrouwen
> wordt genomen, kunnen opeens een levenswijsheid en een
> inzicht boven komen waar je stil van wordt. Ze accepteren
> je zonder meer. Ze kunnen heel aardig maar ook kritisch en
> scherp zijn. Ze nemen echt geen blad voor de mond.

Een evenwicht vinden

De dagelijkse confrontatie met irritant gedrag, communicatieproblemen of onvervulbare verzoeken om hulp kunnen het werk vervelend en lastig maken. Dit kan bij verzorgenden allerlei gevoelens oproepen. Bijvoorbeeld: vertwijfeling wanneer dementerenden hun huis of kamer op stelten hebben gezet, moedeloosheid wanneer ze steeds maar hetzelfde roepen, ongeduld wanneer dementerenden blijven klagen, of machteloosheid wanneer ze niet kunnen begrijpen wat verzorgenden van hen willen.

Dankbaarheid, aanhankelijkheid, eerlijkheid, spontaniteit en humor vormen daarentegen de aantrekkelijke kanten van het werken met dementerende mensen. Dit kan aanleiding geven tot allerlei positieve gevoelens. Bijvoorbeeld: zelfvertrouwen wanneer het je is gelukt voor elkaar te krijgen wat je wilde, warmte als iemand je zomaar een zoen of een knuffel geeft. Of ontroering om de moed en de humor waarmee iemand het hoofd boven water probeert te houden. Veel van die gevoelens vinden we terug in het verhaal van Ria over haar omgang met mevrouw Donkers.

Om het werken met dementerende mensen vol te kunnen houden en leuk te blijven vinden, is het van belang dat verzorgenden de positieve en de negatieve gevoelens bij zichzelf herkennen en accepteren. Voor de ene verzorgende is het gemakkelijker dan voor de andere daarin een evenwicht te vinden. Daar spelen heel verschillende zaken in mee. De ene dementerende is de andere niet. Het maakt nogal wat verschil uit of je bij iemand werkt die steeds wegloopt, voortdurend tegenstribbelt en je constant achterna loopt, of dat je werkt bij iemand die precies doet wat je zegt en meestal rustig in een hoekje van de kamer naar buiten zit te kijken. Het ene gezin met een dementerende ligt je beter dan het andere, ook al kun je niet precies zeggen waardoor dat komt. De ene familie maakt het je moeilijker dan de andere. De ene partner zal zich bedreigd voelen door je aanwezigheid, terwijl een ander letterlijk uitkijkt naar je hulp. Wat ook meespeelt is hoe je jezelf voelt. Na een paar dagen achter elkaar werken ben je meer moe, breng je minder geduld op, of ben je sneller geïrriteerd dan aan het begin van de werkweek. Het maakt verschil uit of je er alleen voor staat of niet. Hoe zit je team in elkaar? Heb je vertrouwen in de persoon die het gezin van je overneemt en in diens werkwijze en houding? Met welk been ben je zelf die dag uit bed gestapt? Ook je eigen humeur is niet altijd hetzelfde.

Inzicht in verhoudingen

Verzorgenden hebben in hun werk te maken met een ingewikkeld samenspel van verhoudingen en reacties. Zo worden verzorgenden niet alleen geconfronteerd met het gedrag van de dementerende persoon tegenover henzelf, maar ook met diens gedrag jegens zijn familie. Daarnaast hebben verzorgenden van doen met hun eigen gedrag en gevoelens ten opzichte van de dementerende persoon en zijn familie en hoe de familie zich gedraagt jegens de dementerende persoon en henzelf. Ten slotte hebben verzorgenden te maken met hun collega's, zowel individueel als in teamverband. Wat er binnen al deze afzonderlijke relaties gebeurt, is vervolgens weer van invloed op andere relaties. Dat maakt hun werk afwisselend maar ook ingewikkeld. Inzicht in de diverse patronen en aspecten van die relaties is nodig om het gedrag van de dementerende persoon, diens familie en de manier waarop je als verzorgende zelf reageert beter te kunnen inschatten en begrijpen. Het volgende voorbeeld maakt dit duidelijk.

De verzorgende vindt dat mevrouw Jansen nogal veel op haar dementerende man vit en neemt hem onbewust in bescherming. Meneer Jansen voelt intuïtief aan dat hij bij de verzorgende niet zo op zijn tenen hoeft te lopen. Daardoor doet hij eerder wat zij zegt dan wanneer zijn vrouw wat van hem vraagt. Voor mevrouw Jansen kan dit aanleiding geven om jaloers te zijn op de verzorgende, die beter met haar echtgenoot om lijkt te kunnen gaan. 'Vreemde ogen dwingen nu eenmaal' of 'Wat slooft die meid zich uit!' zegt ze tegen een van haar dochters. Vervolgens komt de dochter wat vaker op bezoek bij haar vader om te zien of moeder gelijk heeft. De verzorgende voelt zich op de vingers gekeken en klaagt bij haar collega's over de bemoeizucht van de dochter.

Als de verzorgende het gevit van mevrouw Jansen had herkend als een uiting van boosheid jegens haar man of als een uiting van onmacht, dan was ze er waarschijnlijk anders mee omgegaan. Beide gevoelens horen bij een proces van verliesverwerking. Als de verzorgende mevrouw Jansen ruimte zou geven om haar gevoelens te uiten, zou het ijs waarschijnlijk op den duur wel breken. In plaats van rivalen te worden, zouden mevrouw Jansen en de verzorgende bondgenoten kunnen zijn.
Als de verzorgende zich had gerealiseerd dat de bemoeizucht van de dochter samenhangt met de problemen die haar

moeder met de situatie heeft, had zij ook die reactie beter kunnen plaatsen en hanteren. Dan zou zij daarover hebben kunnen praten met de dochter. Dan zou zij zich bij collega's niet zozeer beklaagd hebben, maar om advies hebben gevraagd hoe ze zich het beste in deze situatie kan opstellen. Inzicht, weten wat er aan de hand is, nadenken over mogelijke achtergronden van het eigen gedrag, van dat van de dementerende persoon en diens familie, kan het werken met dementerenden vergemakkelijken. Inzicht kan ertoe leiden dat de verzorgende de situatie beter in de hand heeft, waardoor deze zich minder machteloos en zelfverzekerder voelt. Daarnaast kan inzicht ertoe leiden dat je als verzorgende beter kan aanvaarden dat niet alles lukt.

Beter inzicht in wat er aan de hand is, maakt dat de verschillende verhoudingen die verzorgenden tegenkomen in het werken met dementerende personen kunnen uitgroeien tot even zovele ontmoetingen. In de volgende hoofdstukken van dit boek wordt een aantal thema's die bij kunnen dragen aan dit inzicht nader uitgewerkt.

3 Zicht op de beleving van dementie

Inleiding
Er is pas sprake van dementie als is aangetoond dat de verschijnselen en het gedrag die aan dementie doen denken, ook echt op blijvende hersen(weefsel)afwijkingen berusten. De stoornissen die bij het dementeringsproces vroeg of laat optreden, beïnvloeden de betrokken persoon in diens waarnemen, bewegen, voelen, denken, willen, bewustzijn en stemming. Bij dementie gaat het proces in de hersenen gepaard met allerlei verschijnselen waarvan de vergeetachtigheid, de communicatieproblemen, de afnemende zelfstandigheid en later de incontinentie het meest waarneembaar zijn. Heel het functioneren van de persoon, zijn hele doen en laten, wordt door dit proces beïnvloed. En dat betreft niet alleen het eigen bestaan, maar ook dat van de naaste omgeving. Dat kan de familie zijn (zoals de heer Vermeulen in het volgende voorbeeld) of de buren, maar ook bewoners van een verzorgingshuis en de verzorgenden.

Het echtpaar Vermeulen
Een jaar of drie geleden kreeg de heer Vermeulen van de geriater in het ziekenhuis te horen dat ze niets meer voor zijn vrouw konden doen. Na uitgebreid onderzoek, waarbij verscheidene specialisten waren betrokken, had de dokter openhartig zijn conclusie met hem besproken. Wat zijn vrouw mankeerde was een vorm van dementie, namelijk de ziekte van Alzheimer. Het was niet eens zo'n schok voor meneer Vermeulen, want hij was er al bang voor geweest. De mededeling van de dokter had zelfs een zekere opluchting bij hem teweeggebracht, omdat nu duidelijk was wat er aan de

hand was. Maar dat gevoel had hij nog aan niemand durven uiten, ook niet aan zijn kinderen. Verdrietig en teleurgesteld was hij natuurlijk ook, vooral omdat hij zich na zijn pensioen een heel andere toekomst had voorgesteld, een toekomst samen met zijn vrouw. En dat viel nu allemaal definitief in duigen.

Zijn leven lang hield meneer Vermeulen al van schrijven. Brieven aan de kinderen en aan vrienden, lange gedichten ter gelegenheid van Sinterklaas, teksten voor bruiloften en ook wel meer serieuze gedichten. Ook was hij van kindsbeen af gewend een dagboek bij te houden. Niet voortdurend, meer met tussenpozen. Soms jaren niet, dan weer tijden intensief, bijvoorbeeld na zijn pensionering toen hij er weer meer tijd voor kreeg. Zo kwam het dat hij onbevooroordeeld verslag deed van de veranderingen in het gedrag van zijn vrouw en wat hij allemaal met haar meemaakte.

OP VAKANTIE IN OOSTENRIJK

Zondagavond, 31 augustus 1986

Vandaag toch in een redelijke stemming thuisgekomen van een week vakantie in Oostenrijk. Bep, die ik, toen de kinderen uit huis waren, geen groter plezier deed dan haar te vertellen dat ik ergens in Oostenrijk een wandelvakantie had geboekt, heeft in Kitzbühel geen moment haar draai kunnen vinden. Ook had ze kritiek op bijna alles en iedereen. Of het nou de mensen in ons gezelschap betrof of de spullen die in de hotelkamer stonden. Terwijl ze altijd genoot van gezellige drukte, wilde Bep deze vakantie altijd vroeg naar bed. Verder vergiste ze zich herhaaldelijk in de namen van de mensen uit ons reisgezelschap. Ze redde zich er met allerlei verhaaltjes en excuses steeds weer uit. Het ruzie zoeken was het ergste. Ook op mij had Bep opeens van alles aan te merken. Ik denk dat ze mij met opzet op stang wilde jagen omdat ze jaloers was.

Op haar stemming was geen peil te trekken. Als ik voor-

stelde om wat te gaan doen, wilde Bep met alle geweld precies iets anders. Of ze zei: 'Laten we vandaag voor de afwisseling maar lekker thuisblijven, schat.' Terwijl we dat al bijna elke dag deden. Ik weet niet of ze het zelf in de gaten had dat ze de vakantie min of meer verpestte. Toen we weer eens een keer vroeg op bed lagen, begon Bep plotseling te huilen en kroop tegen me aan. Ze snikte als een kind. Ik weet niet of ze zelf voelt dat ze zich anders dan anders gedraagt. Ze heeft er in ieder geval niks over gezegd. Bep is nooit een prater geweest. Ze laat nooit veel over zichzelf los. Vanmiddag, toen we Leiden naderden, begon ze te stralen. Het was net alsof ze weer in haar gewone doen raakte. Bep slaapt al. Ik ga maar eens naar bed. Eerlijk gezegd ben ik bekaf.

Op het moment dat meneer Vermeulen dit schreef, had hij er nog geen flauw idee van dat de dokter drie jaar later zou zeggen dat zijn vrouw aan dementie lijdt. Wie echter weet dat mevrouw Vermeulen dementerend is, bekijkt haar gedrag met andere ogen.
Meneer Vermeulen noteert vooral wat hem opvalt aan het gedrag van zijn vrouw, gedrag dat hij niet van haar gewend is. Zijn vrouw kan zich niet meer aanpassen op onbekend terrein. Ze raakt niet thuis in Kitzbühel. Haar geheugen laat haar op bepaalde momenten in de steek. Ze merkt dat blijkbaar zelf, maar weet het zo te verbloemen dat anderen het niet merken. Ze is erg kritisch geworden, zet zich tegen haar man af en probeert drukte om haar heen te vermijden. Haar stemming is wisselend. Ze haalt zich van alles in haar hoofd en is snel boos. Op een avond huilt ze bij haar man uit zonder aan te geven waarom ze dat doet. De kans is groot dat ze nog ander 'vreemd' gedrag vertoonde dat meneer Vermeulen niet heeft opgemerkt. Ook is het mogelijk dat hij bepaalde gedragingen niet heeft opgeschreven omdat ze te pijnlijk waren.

HET WORDT MISTIG

Verschijnselen van dementie, ook die in het prille begin, hebben allerlei consequenties. Dat geldt ook voor mevrouw Vermeulen, die vooral moeite heeft met het verwerken van nieuwe indrukken of van te veel indrukken tegelijk. Zij wordt door haar ziekte met allerlei veranderingen geconfronteerd die haar waarneming, bewegen, voelen, denken, willen, bewustzijn en stemming beïnvloeden. Hoe dementerende mensen worden beïnvloed en hoe ze op die veranderingen reageren, is voor een buitenstaander over het algemeen niet te voorspellen. Daarvoor zou je de persoon in kwestie beter moeten kennen. Die onvoorspelbaarheid hangt onder meer samen met de aard en de ernst van de dementieverschijnselen. Daarbij komt dat ieder mens anders in elkaar zit en dus anders reageert op hetgeen hem overkomt. De invloed van iemands levensloop en persoonlijkheid op het ziektebeeld komt aan het eind van dit hoofdstuk nader aan de orde. In de beginfase van het dementieproces is de wereld van mevrouw Vermeulen en de wijze waarop ze in die wereld staat langzaam aan het veranderen. Je zou kunnen zeggen dat het af en toe knap mistig voor haar wordt. Ze voelt echter nog voldoende houvast om zich een weg te banen.

Ook de omgeving spreekt een woordje mee. De dementerende voelt – zeker in het begin – hoe de partner en anderen op de veranderingen in zijn gedrag reageren. Als hij iets stoms doet of dingen zegt die niet passen in de conversatie van dat moment, wordt hij geconfronteerd met de wijze waarop anderen daarop reageren. Soms vergoelijkend, met begrip ('iedereen vergeet wel eens wat' of 'dat is de oude dag'), terwijl anderen boos en bestraffend reageren ('dan moet je maar beter opletten' of 'denk ook eens aan een ander') of met verbijstering. Weer anderen doen er het zwijgen toe en doen net alsof ze niks in de gaten hebben. Hoe dan ook, de meeste omstanders realiseren zich in het begin van de ziekte niet wat er allemaal aan de hand is.

Afwijkende gedragingen worden als afzonderlijke voorvallen gezien en nog niet als een ziekte herkend. Meneer Vermeulen stelt zich nogal accepterend op, terwijl de vakantie toch niet geworden is wat hij zich ervan had voorgesteld. Misschien neemt hij de dingen nooit zo zwaar op. In ieder geval heeft hij nog geen flauw idee wat er aan de hand is. Je zou kunnen zeggen: terwijl het af en toe heel mistig is voor mevrouw Vermeulen, leeft haar man in een wereld zonder mist.
Wel merkt hij op dat zijn vrouw zich af en toe wat anders gedraagt dan hij van haar gewend is, maar hij ziet nog niet wat daarvan de oorzaak is.

ALS IK DAT GEWETEN HAD
De lotgevallen van de familie Vermeulen zijn min of meer kenmerkend voor wat meestal 'het sluipend begin' van dementie wordt genoemd. Daaraan wordt vaak meteen het idee verbonden dat de verschijnselen en gedragsveranderingen zo tergend langzaam ontstaan dat de dementerende persoon noch zijn omgeving er in het begin iets van merken. Toch is dat niet altijd het geval. Allereerst kunnen bij dementie de veranderingen in de hersenen zeer verschillend zijn. Soms ontstaan plotseling opvallende gedragsveranderingen waar de betrokkenen niet omheen kunnen. Op de tweede plaats is de ene gedragsverandering de andere niet. Plotseling moeite hebben om uit zijn woorden te komen heeft voor iemand die altijd veel praat misschien wel verdergaande gevolgen voor het dagelijkse functioneren dan beginnende geheugenstoornissen. Wat de een ervaart als een rampzalige of bedreigende verandering, kan voor een ander nog overkomelijk zijn.
Als de ziekte nog niet is vastgesteld, gebeurt het zelden dat betrokkenen zelf meteen aan de mogelijkheid van dementie denken. Ook de omgeving doet dat vaak pas na verloop van tijd, soms pas na jaren tobben, wanneer blijkt dat de verschijnselen hardnekkig zijn en andere mogelijke

verklaringen niet meer aan de orde kunnen zijn. Maar ook al zou de partner het gedrag van de dementerende meteen in verband brengen met dementie, dan nog blijft het de vraag of hij daarmee ook meteen de consequenties ervan zal kunnen accepteren. Dat geldt ook voor de dementerende persoon zelf. Hoe zou het zijn geweest als mevrouw Vermeulen zou hebben geweten dat haar gedrag in Oostenrijk met beginnende hersenveranderingen samenhing? Dat zou het voor haar en haar man niet gemakkelijker hebben gemaakt. Maar er is ook een andere kant aan het verhaal. Doordat de ziekte vaak laat ontdekt wordt, gaat er kostbare tijd verloren. Weten wat er aan de hand is en daarover praten, kan ertoe bijdragen dat mensen elkaar van meet af aan beter kunnen begrijpen. Daardoor kan men zich beter samen voorbereiden op de moeilijke periode die komen gaat. Nu gaat die tijdsperiode door jarenlange onwetendheid en onzekerheid meestal verloren. Als meneer en mevrouw Vermeulen hadden geweten waar ze aan toe waren, zouden ze met elkaar hebben kunnen praten, hadden ze elkaar eventueel kunnen opvangen. Nu verzuchten familieleden vaak achteraf: 'als ik dat geweten had'. Ze voelen zich schuldig als ze zich realiseren hoe alleen de dementerende persoon zich met zijn problemen moet hebben gevoeld en dat ze deze verdacht hebben van kwade opzet, luiheid, plagen, egoïsme, enzovoort.

DE DEFINITIEVE DIAGNOSE

Woensdag, 15 maart 1989
Morgen moeten we terug naar het ziekenhuis voor de einduitslag van de onderzoeken die de afgelopen maanden bij Bep zijn gedaan. Ik denk dat ik te horen krijg wat ik al een tijdje vrees. Dat Bep aan dementie lijdt en dat het alleen maar verder achteruit zal gaan. De kinderen zijn optimistischer. Ze vinden dat het allemaal nog wel meevalt met hun moeder. Ze moesten eens weten wat ik het afgelopen

jaar met haar heb uitgestaan. Ze is er alleen maar jaloerser op geworden, en bij vlagen is ze ook heel achterdochtig. De weg op straat kan ze niet meer zelf vinden. Wanneer Bep toch de deur uitglipt, verdwaalt ze ogenblikkelijk. De politieagent die haar de laatste keer terugbracht, zei dat ze vreselijk in paniek was toen hij haar aantrof. Op haar gedrag valt geen peil te trekken. Soms zit ze stil voor zich uit te staren en soms is ze erg onrustig. Dan loopt ze de hele dag achter me aan. Een andere keer wil zij niets van mij weten. Tegenwoordig moet ik alle deuren afsluiten. Ik voel me gevangen in mijn eigen huis. En het lijkt ook wel of ze niet altijd meer precies weet wie ik ben. Ik maak mee dat ze om mij roept terwijl ik naast haar aan tafel zit. Dat is vreselijk. Ik moet een lijstje maken van wat ik de dokter allemaal wil vragen. Het is toch onmogelijk dat er niks aan valt te doen? Is er geen behandeling die het proces kan stoppen? Kan Bep misschien vitamine-injecties krijgen? Er bestaat toch een pil om het geheugen te verbeteren? Moeten we misschien anders gaan eten? En hoe hard gaat ze dan achteruit? Ik wil de dokter ook zeggen dat ik thuis voor haar wil blijven zorgen, hoe moeilijk dat soms ook is. Wordt het echt alleen maar erger? En wat als er met mij iets gebeurt? Wie zorgt er dan voor haar? Ik moet er niet aan denken dat ik ziek word of eerder sterf dan zij. Kan ik hulp in huis krijgen, van de gezinszorg of zo? Bep komt nu naast me zitten en begint een verhaal tegen me dat ik niet kan volgen. Ze trekt heel voorzichtig aan mijn linkerarm. Ik schrijf intussen door. Ze kijkt me aan, ik kan het niet precies omschrijven, het is een mengeling van tederheid en verdriet. Ik ga ervan huilen. Want zo lijkt het toch of ze me nog herkent. Ik moet het proberen vol te houden.

GEREGELD DICHTE MIST

Voor mevrouw Vermeulen ligt de periode van onbeduidende geheugenproblemen waar ze zich nog uit wist te redden, al ver achter haar. Wat er nu fout gaat, valt niet meer te verbloemen. Zolang ze haar man nog kent, vormt hij het enige baken in een wereld die steeds vreemder voor haar wordt. Als ze weg wil, is de deur op slot. Als ze er toch tussen uit weet te piepen, weet ze even later niet waarom ze naar buiten ging, waar ze is en waar ze naartoe moet. Waar ze vandaan komt, is eveneens een vraag voor haar. En al die politie? Is er wat gebeurd met een van de kinderen, met vader op zijn werk? Als ze voor de deur van haar eigen huis staat, herkent ze vaag het gezicht van haar man als iets 'eigens'. Maar wie hij precies is, weet ze niet. Het zal wel goed zijn, want hij strekt zijn armen uit. Dat is prettig als je bang bent. Even wegkruipen bij iemand die het blijkbaar goed met je voorheeft. Soms loopt ze rond in een huis dat ze niet herkent, met een vent die niet onaardig is. Hij is met van alles bezig en sjouwt rond. Ze loopt achter hem aan omdat dat beter is dan alleen te zijn. Maar als hij haar plotseling aanhaalt en aanraakt, raakt ze in paniek. Daar ben ik niet mee getrouwd! Daar moet ze niets van hebben. Ze wil haar vader erbij roepen, maar roept spontaan de naam van haar man. Paniek. Geen houvast meer. Mevrouw Vermeulen raakt steeds vaker in een dichte mist verzeild.

Ook voor meneer Vermeulen wordt de situatie steeds meer onzeker en verdrietig. Hij weet niet precies wat er gebeurt maar vermoedt wel wat er aan de hand is. Zijn vrouw stelt hem voortdurend voor raadsels. Zijn leven wordt langzaam gereduceerd tot een paar vierkante meter in zijn eigen huis. Hij is aan huis gekluisterd. Zijn vrouw legt voortdurend beslag op hem. Hoe meer vragen hij zich over de toekomst stelt, des te vastberadener neemt hij zich voor het vol te houden. Mevrouw Vermeulen raakt langzaam van haar man vervreemd. Ze dreigt ook als het ware te worden weggesneden uit haar eigen leven. Doordat meneer Vermeulen van zijn vrouw 'gescheiden' raakt, komt hij er steeds meer alleen voor te staan. Zijn maatje van vroeger, zijn vrouw, is er niet meer echt. Behalve dat hij haar wil beschermen, kan hij soms ook woedend op haar worden. Hij voelt zich dan zo door haar in de steek gelaten dat hij haar wel wat zou kunnen aandoen.

WEER EEN VREEMDE

Geregeld blijkt de partner pas om hulp te vragen als het alleen echt niet meer gaat. Als er sprake is van een dementerende die alleen woont, trekken familie, buren of omwonenden en medebewoners meestal eerder aan de bel. Als er eenmaal hulp in huis is, kan dat voor de partner veel voordelen hebben. Het betekent bijvoorbeeld niet alleen hulp bij de verzorging, een helpende hand in de huishouding of eindelijk tijd hebben om andere dingen te doen. Maar het betekent soms ook dat de partner aanspraak heeft op een moment in het leven, dat hij zich alleen voelt staan. Daarbij betekent hulp ook een openlijke erkenning van de ernst van de situatie door de omgeving. Er kunnen echter voor de partner ook nadelen verbonden zijn aan hulp. Hoezeer de partner ook hunkert naar erkenning van de ernst van de problemen, hulp van een verzorgende betekent tegelijkertijd dat hij er niet meer omheen kan dat het ernst is met de situatie. Dat wil zeggen: de achteruitgang van de dementerende wordt er tezelfdertijd door bevestigd en zichtbaar gemaakt. De partner komt er niet meer onderuit; het is een teken dat hij het niet meer alleen aan kan. Dat wordt soms als een soort nederlaag ervaren. Daarbij komt dat de partner noodgedwongen een vreemde toelaat binnen de intimiteit van zijn relatie, zijn familie en zijn woning. Voor mevrouw Vermeulen betekent een verzorgende in de buurt misschien wel de zoveelste vreemde in huis. En misschien nog wel meer. Iemand met wie ze, tegen alle verwachting in, beter overweg kan dan met haar man. En daar kan meneer Vermeulen, zeker in het begin, moeite mee hebben.

WEZENLOOS

Vrijdag 20 november 1992

Het is op de kop af een jaar geleden dat Bep voor het eerst naar de dagbehandeling van het verpleeghuis ging. Het is geen datum om uitbundig te vieren, maar achteraf ben ik blij dat ze er terecht kon. Ze komen haar nu drie dagen in de week met een busje halen. Ze hebben me verzekerd, wanneer ik straks de oproep voor de operatie krijg, dat Bep dan tijdelijk in het verpleeghuis terecht kan. Het is hard gegaan met Bep. Wat ze ziet en denkt, kan ik nauwelijks meer volgen. Het is alsof het een het ander uitlokt. Wat ze ziet, wil ze aanraken. Wat in haar hoofd opkomt, moet onmiddellijk gebeuren. Ze grijpt een deurklink vast, maar begrijpt niet dat je daar de deur mee open doet. Wat ze ziet, herkent ze niet meer. Ik vraag me ook af of Bep wel snapt wat ze hoort. Want als ik tegen haar praat, staat ze me soms zo raar aan te kijken.

Bijna gek werd ik van haar onrust. Vooral 's nachts rommelde Bep het hele huis door. Nergens kon ze afblijven. Alles, los of vast, probeerde ze overhoop te halen. En daar kwam bij dat het soms levensgevaarlijk was. Alles steekt ze in haar mond en ze zou ook zo uit een fles schoonmaakmiddel drinken. Daarom heb ik ook die dagbehandeling voor haar aangevraagd. Met of zonder hulp in huis redde ik dat nooit. Bep heeft ook iets van de dokter gekregen om 's nachts te kunnen doorslapen. Mijn leven is nu wat rustiger geworden, maar Bep is er langzaamaan steeds verder uit verdwenen. Ik denk nog vaak terug aan onze laatste reis samen naar Oostenrijk toen ze zo anders deed en jaloers was. Soms kan ik even hevig naar die jaloersheid terug verlangen. Op dat moment waren we nog samen. Toen gingen we nog samen naar bed. Daarvan is allang geen sprake meer. Ik weet niet meer wat Bep bezielt. Wezenloos is ze geworden.

ALS DE WERELD EEN EN AL MIST IS GEWORDEN
Met een verzorgende in huis en dagbehandeling voor zijn vrouw kan meneer Vermeulen het net redden. Het gedrag van zijn vrouw verandert nog steeds. Ze 'kijkt' niet verder dan het ogenblik. Voor haar bestaat slechts wat ze op het moment zelf waarneemt, denkt, wil en voelt. Denken is doen. Wat ze doet en zegt is wat ze voelt. Daarbij komt dat de betekenis van wat ze hoort en ziet haar ontgaat. Ze begrijpt niet wat er wordt gezegd. Ze weet niet wat ze ziet. Ze voelt aan alles. Ze wil iets nu, niet straks. Vertrouwde dingen zijn vreemd geworden. Alles lijkt nieuw. Er is steeds minder houvast te vinden in een wereld die steeds vreemder wordt. De mist wordt steeds dichter, en vooral: hij trekt nooit meer op. Dag en nacht zijn niet meer te onderscheiden. Mevrouw Vermeulen rommelt, dwaalt en is onrustig. Ze kan geen rust meer vinden.

Voor meneer Vermeulen wordt zijn vrouw steeds minder bereikbaar. Hij zorgt wel voor zijn vrouw, maar tegelijkertijd raakt hij haar als levenspartner en maatje kwijt. Het echtpaar Vermeulen leeft nog wel samen onder een dak, maar zijn niet meer echt samen. Zij is wel in zijn buurt, maar hij mist haar toch. Want – alhoewel Bep nog leeft – zij is zijn vrouw niet meer. Partners van dementerende mensen voelen zich vaak langzaam een onbestorven weduwnaar of weduwe worden. Enerzijds leven ze fysiek en emotioneel zonder partner. Anderzijds ziet de buitenwereld hen niet als alleenstaand omdat de partner nog in leven is. Mevrouw Vermeulen is haar man kwijt en meneer Vermeulen is zijn vrouw kwijt. Zij is er nog wel, maar hij kan haar niet meer bereiken. Alsof ze opgelost is in de mist. Hij weet dat ze er is maar hij kan haar niet meer terugvinden.

Meer dan inzicht in de situatie
Dementie berooft een mens meestal al in een vroeg stadium van inzicht in zijn situatie. Inzicht betekent dat je een

samenhang ziet tussen de dingen die je overkomen. Inzicht betekent ook dat je een verklaring vindt die je op de een of andere manier grip geeft op je situatie. In het begin van een dementeringsproces worstelen dementerenden vaak om verklaringen te vinden voor hun falen, hun onzekerheid en hun gevoel van onveiligheid. Essentieel voor dementie is dat de gevonden verklaring de dementerende niet bevrijdt van onzekerheid en hem ook niet helpt om een koers te bepalen, maar het gevoel van onveiligheid juist vergroot. Sommige mensen die de verklaring buiten zichzelf zoeken, kunnen achterdochtig worden. Geen mens lijdt daar zo onder als de achterdochtige zelf. Want die ziet in alles en iedereen een reden voor achterdocht. En of hij dan de wereld te lijf gaat met beschuldigingen of zich probeert af te zonderen, het helpt niet. Een deel van het gedrag van mevrouw Vermeulen in Kitzbühel, bijvoorbeeld haar uitvluchten en haar kritiek op haar man, is te beschouwen als een poging om grip te houden op de situatie. Als de ziekte verder doorzet, dan komt er een moment dat ook die pogingen achterwege blijven. Anderen zoeken de verklaring bij zichzelf en zien in alles een bevestiging van de eigen waardeloosheid. Niet zelden hoor je die mensen zeggen: 'Ik kan beter dood zijn.' In zekere zin is ook dat te beschouwen als een vruchteloze poging om de situatie meester te blijven. De dode treft geen blaam meer. Vooral in het beginstadium van dementie zien we deze worsteling om grip op de zaak te houden, die gepaard kan gaan met felle emoties als woede, wanhoop en depressiviteit. Als de ziekte verder doorzet, gaan de scherpe kantjes van deze reacties er meestal af. De pogingen om te begrijpen, om langs de weg van nadenken en oordelen de situatie te beheersen, houden op.

Ervaringen met dementerende mensen leren echter dat zij wel degelijk intuïtief aanvoelen dat er vreemde dingen aan het gebeuren zijn. En die ervaring roept gevoelens op. In de hersenen van mevrouw Vermeulen vindt een ziekteproces plaats. Dat is echter slechts een kant van de medaille. De andere kant is dat het proces niet langs haar heen gaat en dat ze er met haar hele hebben en houden bij betrokken blijft. En dat geldt niet uitsluitend voor de beginfase van dementie maar ook voor de latere fase van het proces. In de loop van het proces van dementie levert die betrokkenheid steeds meer onveiligheid op.

BETROKKENHEID VAN DE DEMENTERENDE
Een zeker inzicht in de verschijnselen die teweeg worden gebracht door het dementeringsproces helpt omstanders, en vooral naaste familie, in hun verwerking van het gedrag van de dementerende. Maar het biedt vaak onvoldoende houvast voor de omgang met die persoon en diens persoonlijke wijze van reageren. Een betere leidraad biedt de term 'besefcontext'. Hiermee wordt ervan uitgegaan dat de dementerende persoon betrokken is bij wat hem of haar overkomt en bij wat er gebeurt. Deze betrokkenheid blijft langer bestaan dan we geneigd zijn te denken. Vooral in het begin van het proces merkt de dementerende persoon allerlei veranderingen op die hij of zij op een heel eigen manier moet verwerken. Daarbij horen niet alleen het ontkennen of verbloemen van de situatie, het weglachen van de fouten die worden gemaakt, maar ook gevoelens zoals angst, onzekerheid en verdriet. In deze fase reageren dementerende mensen met alle gedrag en gevoelens die bij een verliesverwerking horen. Mevrouw Vermeulen is betrokken bij wat er met haar gebeurt. Het gaat niet buiten haar om.
De betrokkenheid bij de eigen werkelijkheid, die wij aanduiden met het woord 'besefcontext', is iets anders dan inzicht. Dat laatste ontbreekt juist. Geen mens kan boven zijn eigen (falende) inzicht uitstijgen. Evenmin kan hij zijn eigen waarneming waarnemen, maar hij kan wel datgene wat hij waarneemt aan zijn logisch inzicht toetsen, althans zolang dat werkt. Annie M.G. Schmidt vertelt ergens dat

ze ooit een koalabeertje uit de tram zag stappen. Ze wist toen meteen dat haar ogen haar foute informatie gaven (al vond ze het wel leuk). Maar als de hele informatieverwerking verstoord raakt, en dat gebeurt bij dementie, is er ook geen signaal dat de informatie fout is. De informatie die de dementerende ontvangt via zijn oren, ogen en vooral ook via zijn evenwichtszin, scheppen een verontrustende realiteit. Maar dat is wel zijn realiteit. Die is grillig en onberekenbaar en biedt geen houvast. In zijn eigen realiteit voelt de dementerende zich verloren, vervreemd en ontheemd.

MET HOOFD EN HART ERBIJ BETROKKEN
De ene dementerende laat het over zich heenkomen en legt zich erbij neer. De andere accepteert de situatie onder geen beding. Sommigen wuiven iedere goed bedoelde toenadering resoluut weg omdat er 'niks aan de hand' is. Anderen reageren boos en afwijzend op goedbedoelde pogingen van de omgeving om hen over te halen tot een nader onderzoek. Ook komt het voor dat de dementerende persoon serieus zelfdoding overweegt. In het begin van het proces zijn dementerende mensen vooral 'met hun hoofd' betrokken bij wat hun overkomt, terwijl zij in het verdere verloop van het proces vooral 'met hun hart', met hun gemoed en emoties, reageren op wat er met hen gebeurt. Hun groeiend gevoel van onveiligheid brengt nabijheidzoekend gedrag teweeg, zoals aan een stuk door om de partner roepen, zich aan alles en iedereen in de buurt vastklampen of bij nacht en ontij de straat opgaan, op zoek naar het ouderlijk huis.

BETROKKENHEID VAN DE PARTNER
Meneer Vermeulen heeft het druk met allerlei karweitjes in huis en met het huishouden. Hij moet zelf koken en ervoor zorgen dat hij de boodschappen op tijd in huis krijgt. Niet alleen in praktische zin heeft hij het moeilijk. Je zou kunnen zeggen dat zijn eigen leven al een tijdje stilstaat. Hij doet

bijvoorbeeld niets meer aan zijn postzegelverzameling en heeft al tijden niet meer gekaart met zijn vrienden. Het leven van de partner kan geheel opgaan in de zorg voor de dementerende, zeker als er in de jaren voor de ziekte een sterke onderlinge band gegroeid is. In dat geval geeft de partner niet zo snel op, al raakt de dementie ook hem in het hart van zijn bestaan. Wat hij zich van zijn laatste levensfase voorstelde, al dan niet samen met de ander, moet hij opzij zetten. Het toekomstperspectief wijzigt zich radicaal. Plannen voor later schrompelen ineen tot een verlangend uitzien naar het bezoek van de dochter in het weekend of naar het koffie drinken met de verzorgende die morgen weer komt. Het zal niet de eerste keer zijn dat de gezonde partner onder dergelijke omstandigheden in een geloofscrisis verzeild raakt. Vragen naar de zin van het leven blijven onbeantwoord en drijven menige partner tot wanhoop. Dementie confronteert de gezonde partner ook in dit opzicht met een proces van verliesverwerking.

Niet alleen de toekomst komt 'onder druk' te staan, ook het verleden is in het geding. Menig partner voelt zich, zeker in het begin, verantwoordelijk voor de ontstane situatie en zoekt de schuld bij zichzelf. Daarbij kristalliseert de betekenis van de onderlinge band uit. Het resultaat van de jaren samen, de vrucht van de gezamenlijke historie, kleurt niet alleen de verlieservaring van de partner maar beïnvloedt ook diens draagkracht.

De levensloop

Het is vooral de levensloop die aan het gedrag van dementerende mensen een eigen kleur geeft. Zij blijven de sporen ervan met zich meedragen. Het gedrag is vaak beter te begrijpen als verzorgenden weten wat een dementerende persoon heeft meegemaakt. In veel gevallen vergemakkelijkt die kennis ook het contact. Om dit te kunnen verduidelijken is eerst een korte uitleg over het geheugen nodig.

DE WERKING VAN HET GEHEUGEN

Het functioneren van het geheugen heeft alles te maken met de wijze waarop informatie wordt verwerkt. Wij nemen informatie op via onze zintuigen, via ons gezichtsvermogen, gehoor, onze tastzin, reuk, smaak en evenwichtszin. Het geheugen, beschouwd als een proces van informatieverwerking, werkt als het ware in drie fasen. De informatie wordt eerst opgenomen en vervolgens opgeslagen voordat er, via herinneren en herkennen, gebruik van kan worden gemaakt. Overigens kan ook niet-zintuiglijke informatie, iemands gedachten bijvoorbeeld, als informatie door het geheugen worden verwerkt.

HET HEDEN IS VROEGER

Het is bekend dat dementerende mensen vaak uitsluitend met 'vroeger' bezig zijn. Dat wil zeggen dat ze zich hun vroegere indrukken nog prima kunnen herinneren. Terwijl dementerende mensen gewoon verder leven, houden ze op den duur vooral de informatie over uit eerdere perioden van hun leven. Zij ervaren dit vaak als het 'hier en nu' en handelen ernaar. Dat mevrouw Vermeulen het op een zeker moment steeds over 'Josje' heeft, wordt voor de verzorgende pas invoelbaar wanneer zij weet dat dit eerste kind van mevrouw Vermeulen een paar maanden na de geboorte overleed. Dat een dementerende man steeds voor dag en dauw de straat op gaat, wordt begrijpelijk als je weet dat hij als boerenknecht een groot deel van zijn leven vroeg uit de veren moest om de koeien te melken. Zo zijn talloze voorbeelden te geven die duidelijk maken dat kennis over de levensloop nodig is om te begrijpen wat dementerende mensen zeggen en doen. Zonder die kennis is meegaan in de belevingswereld van de dementerende een haast onmogelijke opgave voor verzorgenden.

HET NU KAN OUD ZEER 'TERUGHALEN'
Het zal niet de eerste keer zijn dat de bombardementen van de Tweede Wereldoorlog bij sommige Rotterdammers herleven bij het horen of zien van laag overvliegende vliegtuigen. Angst kan angstige ervaringen oproepen. Een schuldgevoel kan vroegere schuldgevoelens, vaak gekoppeld aan de situatie waarin ze optraden, weer nieuw leven inblazen. Dat overkomt sommige dementerenden ook.
Dementerende mensen raken langzaam verzeild in een vreemde situatie die een gevoel van onveiligheid kan opleveren. Daardoor kunnen ze zich in de steek gelaten voelen, ontheemd en moederziel alleen. En voor sommige dementerende mensen kan deze ervaring onverwerkt oud zeer doen herleven. Geldzorgen van vroeger worden weer actueel. Opnieuw staat er straf te wachten voor te laat thuiskomen. De dood van een ouder of echtgenoot is geen verleden maar toekomst. De makker die op de Grebbeberg sneuvelde, is zojuist door een kogel getroffen.

HERINNERINGEN STIMULEREN
Hoewel veel dementerende mensen in het verleden leven, moeten zij op vragen naar feitelijke informatie over vroeger vaak het antwoord schuldig blijven. Met andere woorden: het actief terughalen (uit het hoofd weten) van de informatie die in het geheugen opgeslagen zit, lukt niet. Het is dan net alsof ze het echt niet meer weten. Als verzorgenden echter zelf beginnen te praten over belangrijke aspecten van iemands levensloop, bijvoorbeeld de armoede in de crisisjaren, de grootte van het ouderlijk gezin, het beroep van vader, de oorlog, iemands plaats in de kinderrij enzovoort, blijken dementerende mensen vaak veel meer te weten en te kunnen vertellen over zichzelf. Ze hebben een handvat nodig om de informatie uit hun geheugen te kunnen opdiepen. Een vraag als: 'Bij u thuis hadden ze tien kinderen. Hoe ging dat?' is uitnodigender en leidt in de regel tot een uitvoe-

riger antwoord dan de vraag 'Hoeveel kinderen hadden uw ouders?' Vragende opmerkingen over de grote afwas vroeger, het afdragen van vermaakte kleren, het inmaken van kool, snijbonen en peren, het matten kloppen enzovoort bieden voor veel dementerende mensen het aanknopingspunt tot een uitvoerig relaas.

Herinneringen ophalen is gemakkelijker als verzorgenden kennis over de levensloop hebben op het moment dat de dementerende zelf niet meer zonder een duwtje van anderen bij deze informatie kan komen. Anders ben je zó uitgepraat en mis je de momenten van samenzijn die je met dementerende mensen kunt beleven als ze over vroeger vertellen. Kennis van de voorkeuren, liefhebberijen, gewoontes, smaken, religieuze beleving enzovoort zijn niet alleen nodig om met een dementerende in contact te komen maar ook om het deze naar de zin te kunnen maken.

Ook de persoonlijkheid speelt een rol

Ook de persoonlijkheid van dementerende mensen speelt een rol in het proces van dementie. Met persoonlijkheid wordt in dit verband bedoeld: het geheel van karaktereigenschappen dat een mens zijn leven lang onderscheidt van anderen. Een manier van doen die typisch voor iemand is. Een gedrag of houding die iemand kenmerkt en die onder de meest uiteenlopende omstandigheden in het leven nagenoeg hetzelfde blijft. Je kunt de persoon eraan herkennen. Familie of vrienden van meneer Vermeulen zouden van hem kunnen zeggen: 'Dat is nou echt iets voor hem, om dat op die manier aan te pakken.' En meneer Vermeulen zelf zou tegen de verzorgende in huis over zijn vrouw kunnen vertellen: 'Die reactie, dat is nou typisch Bep.'

JE NEEMT JEZELF MEE

Hoe dementerende mensen omgaan met de ziekte en de verschijnselen ervan hangt ook samen met hun persoonlijkheid. Mensen staan nu eenmaal verschillend in het leven. Sommige mensen pakken ieder probleem energiek aan, anderen draaien steeds om de hete brij heen. Daarbij komt dat niet iedereen zich even gemakkelijk uit over wat hij voelt bij verlies of tegenslag. Het verwoorden van emoties valt de een nu eenmaal moeilijker dan de ander. Ook verschillen mensen in de wijze waarop ze hulp van anderen vragen en accepteren. Sommige mensen zullen in een hulpafhankelijke situatie wellicht eerder hulp afslaan dan dat ze steun zoeken bij hun naasten. En wie bij tegenslag of teleurstellingen agressief reageert, zal zich in geval van dementie misschien sneller op de naaste omgeving afreageren dan een ander. Mevrouw Vermeulen zal de veranderingen waarmee de dementie haar confronteert moeilijker verwerken als zij ook voor haar ziekte al zwaar op de hand was. Als zij daarentegen de neiging had om alle tegenslagen van de zonnige kant te bekijken, zal zij het gemakkelijker hebben. Als je altijd de neiging hebt gehad bedreigende situaties te ontkennen, zal je dat ook doen als je dement wordt. Als je je bij iedere tegenslag onrechtvaardig behandeld voelt, zelfmedelijden krijgt en de schuld gemakkelijk bij een ander legt, reageer je waarschijnlijk ook zo op de problemen waarmee de dementie je confronteert. Je neemt altijd jezelf mee.

Er wordt wel beweerd dat bij dementie de karaktertrekken van de persoon worden aangescherpt en dat iemands ware aard naar boven komt. Het zijn meestal familieleden of goede vrienden, in ieder geval mensen die de dementerende persoon al langer kennen, die deze conclusie trekken.

Vaak doelen ze dan vooral op een versterking van iemands negatieve eigenschappen. Anderen zeggen dat de dementerende persoon dingen doet of zegt die helemaal niet bij hem passen. De zelfbeheersing zou verdwijnen, de remmen zouden worden losgegooid.

Het is geen wet van Meden en Perzen dat iemand verandert, noch dat hij dezelfde blijft. Dat is van tevoren nauwelijks of niet te voorspellen. Wat is iemands ware aard: datgene wat hij uit of de wijze waarop hij dat uit? Wat hij verbergt of de manier waarop hij dat doet? Wat is in de loop van de tijd constant in het gedrag van een mens en wat verandert eraan? Wie zal het zeggen?

Ten slotte
In dit hoofdstuk is aan de orde geweest welke invloed het dementeringsproces kan hebben op de belevingswereld van zowel de dementerende persoon als de partner. Uitgangspunt daarbij was dat er sprake is van een besefcontext. Dat wil zeggen dat dementerende mensen intensief betrokken blijven bij wat hun overkomt, al missen zij het inzicht en het overzicht. In de wijze waarop zij, ieder op een heel eigen wijze, daardoor houvast en veiligheid zoeken, zijn de sporen van hun levensloop en persoonlijkheid terug te vinden. Wat zij in hun leven meemaakten en wat voor mensen zij zijn geweest, beide aspecten komen tot uiting in de manier waarop demente mensen het dementeringsproces verwerken.

4 Van 'werken met' naar 'zorgen voor'

Uit de praktijk
'Ik merk nu aan heel kleine dingen dat ik zorg om haar heb', aldus Saskia. Ze werkt nu al weer twee jaar bij de familie Van der Zee. Mevrouw Van der Zee dementeert. Ze woont met haar man in haar ouderlijk huis. Ze is bij haar ouders ingetrouwd en nooit meer verhuisd. Saskia vertelt verder: 'In het begin was het onwennig. Ik had al veel moeite om gewoon het huishouden te doen. Meneer Van der Zee wilde me met alles helpen, en dat moet je eigenlijk zo laten. Maar hij had twee linkerhanden. Als hij dan voelde dat hij me meer in de weg liep dan hielp, ging hij mij van achter de tafel zitten aanstaren. Of hij ging iets aan zijn vrouw redderen die daar alleen maar onrustiger van werd.' Saskia vertelt dat ze haar werk soms knap lastig vond. Vooral ook omdat mevrouw Van der Zee voortdurend aandacht eiste en haar van het werk hield. Op een bepaald moment begon Saskia medelijden met mevrouw Van der Zee te krijgen. Ze ging toen ook heel anders tegen haar werk aankijken. Dat moment weet ze zich nog heel goed te herinneren. 'Mevrouw Van der Zee kwam de trap af. Bijna beneden struikelde ze bij de laatste trede. Ze wankelde en kon nog net haar evenwicht bewaren. Ik was in de gang bezig en zag het voor mijn ogen gebeuren. Onder aan de trap keek ze zo hulpeloos uit haar ogen. En toen ze me heel beleefd vroeg of ik misschien wist waar ze nu logeerde, terwijl ze haar hele leven lang al in dat huis had gewoond, smolt ik. Ze herkende haar ouderlijk huis niet eens meer.'
Sindsdien ging Saskia niet meer uitsluitend naar de Van der Zee's toe om het huishouden te doen. Ze begon zich ook bezig te houden met wat de ziekte voor mevrouw Van der Zee moest betekenen. Natuurlijk bleef ze er wel voor zorgen dat de boel op tijd aan kant kwam en dat het huis schoon bleef. Maar er was iets bij gekomen: betrokkenheid en bezorgdheid. Ze begreep een collega van haar die bij een alleen-

staande dame werkte nu veel beter. Die vertelde dat ze 's middags, als mevrouw van de dagopvang was teruggekomen, altijd nog even ging kijken. Mevrouw rommelde zo met haar eten. Ze haalde steeds frites met stoofvlees bij de cafetaria. Ze nam het wel mee naar huis, maar at het niet op. Na een paar uur ging ze opnieuw naar de cafetaria. Vooral met warm weer was dat een ramp. Dan stond alles te bederven. Haar collega was bang dat ze een voedselvergiftiging zou oplopen.

Opzet van het hoofdstuk

In dit hoofdstuk komt eerst aan de orde dat verzorgenden in de regel spontaan aanvoelen wat er van hen wordt verlangd. Komen ze in eerste instantie gewoon om te werken, na verloop van tijd wordt dat werken meestal zorgen. Dat geeft het werk een toegevoegde waarde, zoals zorgzaamheid, bezorgdheid en verantwoordelijkheidsgevoel. Het gedrag dat daaruit voortvloeit, heet zorggedrag. Mede door acceptatie van de stoornissen ontstaat voor verzorgenden de mogelijkheid om aandacht te hebben voor de diepere betekenis van het gedrag. Ook de wezenlijk andere positie hierbij van de familie komt aan bod. Daarna wordt duidelijk gemaakt dat zorggedrag beïnvloed wordt door iemands levensloop, vooral door de gehechtheidsgeschiedenis. Om te voorkomen dat de betrokkenheid bij de zorg voor de dementerende te sterk wordt, is afstand nodig. Ook hierbij komen de verschillen tussen verzorgenden en familie aan de orde. Ten slotte komt de samenhang aan bod tussen overbezorgdheid en aangeleerde hulpeloosheid enerzijds en het zelfbeeld van verzorgenden anderzijds. Van belang is dat verzorgenden zich bewust zijn van de beweegredenen, drijfveren en achtergronden van hun eigen zorggedrag.

Een natuurlijke reactie

Saskia werkte bij de familie Van der Zee. Door de onrust en het aandachteisende gedrag van mevrouw Van der Zee kwam Saskia aanvankelijk nauwelijks aan werken toe. Het gedrag van mevrouw Van der Zee maakt duidelijk dat het haar beangstigt wat er met haar gebeurt. Het dwalen zonder richtsnoer of ankerpunt maakt haar onzeker. Een gevoel van onveiligheid vervult haar denken en doen. Wat ze wil bereiken is allereerst houvast en veiligheid door op allerlei manieren de nabijheid en de aandacht van Saskia te zoeken. Daartoe vertoont mevrouw Van der Zee nabijheidzoekend gedrag, oftewel gehechtheidsgedrag. In een dergelijke mistige situatie is dat een vanzelfsprekend gedragspatroon. Onder normale omstandigheden reageren ouders of andere verzorgenden op het nabijheidzoekend gedrag van jonge kinderen met nabijheidgevend gedrag. Als een kind huilt, roept of achter de ouder aan blijft lopen, reageert de ouder in de regel met zorggevend gedrag. De ouder tilt het kind bijvoorbeeld op, drukt het tegen zich aan en stelt het gerust. Deze wisselwerking tussen gehechtheidsgedrag en zorggedrag is niet uitsluitend iets dat zich tussen ouders en kinderen afspeelt. Het kan optreden tussen alle mensen ongeacht hun relatie en leeftijd. Zorggedrag van verzorgenden tegenover dementerende mensen is in de regel een natuurlijk antwoord op het zoeken naar houvast en veiligheid van de dementerende. Voor wie ronddoolt, zwerft in de mist, is het van groot belang iemand te hebben om aan vast te kunnen klampen of iemand in de buurt te weten. Dementerende mensen zijn soms grootmeesters in de manier waarop zij uitdrukking geven aan hun nabijheidzoekende gedrag. In het vorige hoofdstuk beschreef meneer Vermeulen hoe zijn vrouw in het begin plotseling huilde en tegen hem aan kroop. Later viel ze hem soms opgelucht om de hals, bleef achter hem aanlopen, riep vaak om hem of zat aan hem te plukken. Nog later pakte zij hem vaak beet of liep naar hem te zoeken. In dit geval is het een partner die het gedrag van zijn echtgenote beschrijft. Haar gedrag is mede gekleurd door de geschiedenis van hun intimiteit. Dat betekent dat de wijze waarop mevrouw Vermeulen bij haar man toenadering zoekt tevens de vrucht is van de manier waarop beiden jarenlang met elkaar zijn omgegaan en hun gevoelens hebben gedeeld. Veel verzorgenden zullen echter beamen dat dementerende mensen dergelijk gedrag ook uiten tegenover hen. Het blijkt dat verzorgenden, zonder erover te hoeven nadenken, dat verlangen naar veiligheid en bescherming vaak als vanzelfsprekend beantwoorden.

VAN WERKEN NAAR ZORGEN

Als verzorgende kom je in de regel in eerste instantie om te werken en om bij te springen in het huishouden. Om wat te doen. Het huis moet netjes zijn, de afdeling moet aan kant zijn. Het werk is gericht op een concreet resultaat, zichtbaar voor jezelf en vooral ook voor anderen. Dat is niet zo vreemd, want die beoordelen je daarop. Daarbij heb je natuurlijk te maken met die oudere(n) in wier domein jij je taken verricht, en die behandel je met respect en vriendelijkheid zoals je dat in de opleiding en van huis uit hebt geleerd. Maar vaak blijf je tegen de buitenkant van hun gedrag aankijken. Zeker zolang je je nog niet helemaal zeker voelt in het arbeidsproces, zul je die ouderen voornamelijk beoordelen op de hinder of het gemak dat je van ze ondervindt. Je komt ze wel tegen, maar je ontmoet ze niet echt. Maar in de loop van de tijd ontstaat meestal, net als bij Saskia, meer diepgang in de relatie. Soms is het contact er plotseling, door een kleine aanleiding. Doordat Saskia er open voor stond, kreeg de gedesoriënteerdheid van mevrouw Van der Zee een andere betekenis voor haar dan louter een verschijnsel of symptoom dat je bij een dementerende kunt verwachten. Het werd een noodsignaal dat Saskia trof en waarop ze wel moest antwoorden. Niet vanuit een taakstelling, maar vanuit haar hart.

ZORG EN ACCEPTATIE

Zorgen betekent dat er meer achter het werk zit. Zorggedrag is meer dan de optelsom van alle min of meer verplichte of automatische klusjes. Het behelst vooral de houding erachter. Zorgen betekent zorgzaamheid, zorg hebben, bezorgd zijn, zich verantwoordelijk voelen voor de ander en zijn situatie. Het werk en de taken worden niet meer los van de ander verricht, maar in betrokkenheid met die ander.

Saskia zegt zelf dat het kleine dingen zijn waaraan ze haar bezorgdheid kan merken. Ze merkte het vooral aan het feit dat ze zich in de situatie van mevrouw Van der Zee begon te verdiepen. Het is een betrokkenheid die ook buiten werktijd blijft bestaan. Sinds Saskia is gaan nadenken over de situatie van mevrouw Van der Zee voelt ze zich verantwoordelijk voor haar wel en wee.

Een belangrijk aspect dat het uitvoerend werk van verzorgenden kan doen uitgroeien tot zorgen, is acceptatie van de stoornissen. De vergeetachtigheid, de problemen in het handelen, het niet meer herkennen van allerlei dingen, het verminderde inzicht, de incontinentie, de reken-, taal- en schrijfproblemen en de gebrekkige zelfzorg, al deze verschijnselen van dementie staan voor de verzorgende dan niet meer ter discussie. De periode van ertegenin gaan of van ontkennen en alles maar goed praten is voorbij. Dat wil zeggen: de verzorgende richt de aandacht niet alleen op de gevolgen van de ziekteverschijnselen maar ook op de betekenis ervan voor de dementerende zelf. Bij mevrouw Van der Zee geldt Saskia's zorg vooral hoe mevrouw Van der Zee haar stoornissen verwerkt. Zij is nu minder gericht op wat er fout gaat en meer op hoe de dementerende persoon zelf op de ziekte reageert. De aandacht is niet alleen gericht op de opvang van de stoornissen zelf maar ook op de opvang van de mens die eronder lijdt. Acceptatie van de stoornissen die bij dementie voorkomen, geeft verzorgenden haast vanzelf de nodige ruimte en rust om aandacht te geven aan de betekenis en functie van bijvoorbeeld achterdocht, agressie, onrust, bepaalde stemmingen of wanen.

VERZORGENDEN EN FAMILIE

Voor familie ligt acceptatie wezenlijk anders dan voor verzorgenden. Verzorgenden staan aan het begin van een relatie die zij kunnen opbouwen. Familie wordt geconfronteerd met het afbrokkelen van een relatie. Voor hen staat vooral het verlies op de voorgrond. De stoornissen van de dementerende hebben voor de partner en de kinderen een heel andere betekenis. Zij zien hun partner, vader of moeder langzaamaan steeds verder aftakelen zonder dat ze er iets aan kunnen doen. Terwijl verzorgenden in eerste instantie de afzonderlijke stoornissen opvallen, wordt familie vooral geconfronteerd met het resultaat ervan: met een dierbare die door de ziekte steeds verder achteruit gaat en verandert.

Als Saskia met mevrouw Van der Zee naar de winkel gaat, kan zij precies opsommen wat er allemaal mis gaat, maar ze zal zich vooral verheugen om wat er goed gaat. Meneer Van der Zee reageert op het totaal van de situatie. Hij schaamt zich vooral voor het gedrag van zijn vrouw en gaat dan ook een openbare confrontatie daarmee liever uit de weg. Het is een confrontatie met zijn verlies. In de manier waarop partners en kinderen op de dementerende reageren zit altijd het element van de eigen verliesverwerking. Als je zelf nog bezig bent met de eigen 'pijn', is het moeilijk om op de juiste manier op het gedrag van de dementerende in te spelen. Als mevrouw Van der Zee haar man voor haar vader aanziet, zal deze die rol gemakkelijker accepteren als zijn verdriet wat minder is geworden. Dat is iets waar verzorgenden, zeker in het begin van hun werk bij een dementerende, geen last van ondervinden. Omdat zij zich emotioneel niet van de dementerende persoon hoeven los te maken, zijn verzorgenden vaak beter in staat snel de juiste benadering te kiezen. Op de juiste manier inspelen op de situatie en zich van tevoren afvragen wat de beste manier is om met de situatie om te gaan, lukt verzorgenden in de regel beter dan familie. Verzorgenden beweren niet voor niets wel eens dat het voor hen een stuk moeilijker zou zijn wanneer het een eigen familielid betrof die zij zouden moeten verzorgen.

De levensloop

Het contact tussen verzorgenden en dementerenden wordt gekleurd door hun levensloop en persoonlijkheid. Het gedrag waarmee een kind duidelijk maakt dat het zich onveilig voelt en houvast bij de ouders zoekt, wordt voor een groot deel bepaald door de wijze waarop de ouders daarop reageren. Dit veiligheidzoekende gedrag wordt reeds in het begin van het leven min of meer verankerd in iemands gedragspatroon. De wijze waarop de ouder of verzorger reageert op het nabijheidzoekende gedrag van het jonge kind is ook van grote invloed op hoe het kind later in het leven staat. Bijvoorbeeld hoe het emotionele banden aangaat met anderen, hoe het het eigen nabijheidzoekende gedrag uit en hoe het omgaat met andermans nabijheidzoekend gedrag. Voor een deel wordt dit bepaald door iemands gehechtheidsgeschiedenis. Dat geldt net zo goed voor dementerenden als voor verzorgenden.
Zo is er onderscheid te maken in de wijze waarop kleine kinderen reageren als ze hun ouder(s) weerzien nadat ze enige tijd van hen gescheiden zijn geweest. Het ene kind zoekt onmiddellijk weer de (oude) veiligheid, de ander piekert daar niet over en 'straft' ze door afstoting. Weer een ander weet niet of hij de ouder nog wel kan vertrouwen. En dat gedrag hangt op zijn beurt weer samen met hoe de ouder daarvoor reageerde. Was die in staat veiligheid te bieden op elk gewenst moment? Was die daartoe niet in staat? Of bood deze alleen veiligheid als het hem of haar uitkwam waardoor het kind er nooit van op aan kon?
De een heeft leren vertrouwen op de geruststellende aanwezigheid van een ander mens. De ander heeft misschien afgeleerd op anderen te vertrouwen, doordat hij nooit kon beschikken over een vertrouwensfiguur in tijden van onveiligheid. De een koestert zo een leven lang vertrouwen

in andere mensen. De ander kijkt wel uit om op anderen te vertrouwen in tijden van nood en durft alleen op zichzelf te bouwen. De een gaat gemakkelijk een emotionele band aan. De ander kijkt misschien wat langer de kat uit de boom. Met andere woorden: zowel het nabijheidzoekende gedrag van dementerenden als het nabijheidgevende gedrag van verzorgenden worden beïnvloed door ervaringen in de levensloop.

IEDERE LEVENSLOOP IS WEER ANDERS
Het kan voorkomen dat verzorgenden niet met nabijheidgevend gedrag op het nabijheidzoekend gedrag van dementerenden reageren. Dat zou het geval zijn geweest als de ontreddering van mevrouw Van der Zee Saskia niet had aangegrepen. Ook kan het gebeuren dat dementerenden geen nabijheidzoekend gedrag vertonen of niet in staat zijn het signaal te geven dat het nabijheidgevende gedrag van de kant van verzorgenden hen goed doet.
Of dementerenden houvast en veiligheid zoeken, en de wijze waarop zij dat doen, is mede afhankelijk van wat zij in hun leven hebben meegemaakt. Het maakt uit of iemand is opgegroeid in een gezin waarin het gewoon was elkaar te knuffelen of dat er sprake was van een koele sfeer waarin ieder gezinslid afstand hield. Voor verzorgenden geldt hetzelfde. Of en hoe verzorgenden het gedrag van dementerende mensen met nabijheidgevend gedrag beantwoorden, wordt eveneens beïnvloed door wat zij in hun eigen leven hebben meegekregen. Ook verzorgenden zijn kinderen geweest die zich spiegelen aan het voorbeeld van de ouders en hoe deze zich tegenover hun kinderen hebben gedragen. Lieten de ouders zich weinig of veel gelegen liggen aan de behoeften van hun kinderen? Waren zij vaak thuis? Waren zij altijd onvoorwaardelijk bereikbaar?
Natuurlijk kan niet alle gedrag van mensen worden herleid tot hun vroege levensfase. Menselijk gedrag wordt door de jaren heen gevormd, ook in latere fasen van het leven. Ook na

het losmakingsproces van de ouders wordt gedrag gevormd of nieuw gedrag aangeleerd. Ook gehechtheidsrelaties met anderen dan de ouders spelen daarin een rol. In elke levensfase doen zich nieuwe ontwikkelingen voor. De indruk bestaat echter dat mensen vooral in situaties van emotionele nood – en we hebben gezien dat dementie als zodanig kan worden beschouwd – vaak terugvallen op gedragspatronen die voor een groot deel op ervaringen in hun eerste levensperiode zijn gebaseerd.

AFSTAND
Als de ontreddering van mevrouw Van der Zee ertoe zou hebben geleid dat Saskia bij wijze van spreken ook in haar vrije tijd aan niets anders meer kon denken, dan is er sprake van te veel nabijheidgevend gedrag. Saskia zal dan afstand moeten nemen om te voorkomen dat de zorg haar te veel wordt. Afstand nemen is een beweging die tegenovergesteld is aan nabij of dichtbij komen. Afstand staat voor 'verwijdering', voor 'los van' en 'weggaan'. In dit geval niet alleen letterlijk maar ook figuurlijk bedoeld. Je kunt voortdurend dicht bij iemand in de buurt zijn maar toch een grote afstand voelen. Je kunt ver van iemand verwijderd zijn maar de ander toch erg dichtbij weten. Afstand nemen is een proces van zich terugtrekken. Dat kan alleen wanneer je in staat bent om naar je eigen gevoelens te kijken en deze te (h)erkennen als mogelijk signaal van een te sterke betrokkenheid. Ervaringen en gevoelens durven bespreken met collega's – anderen gebruiken als spiegel – kan daarbij helpen. Acceptatie van de stoornissen van de dementerende vergemakkelijkt de overgang van werken naar zorgen. Om te voorkomen dat de betrokkenheid te sterk wordt en de zorg je boven het hoofd groeit, is het nodig afstand te kunnen nemen van de dementerende. Zo kan het nodig zijn afstand te nemen van het gestuntel en de wanhoop van de dementerende zodat het niet je eigen gestuntel of wanhoop wordt. Je

verenigt je niet met het lot van de ander, maar probeert hem te helpen om dat lot te dragen. Afstand zorgt ervoor dat je ook de humor van bepaalde situaties inziet zonder je daarover schuldig te voelen. Afstand trekt de grens tussen andermans en eigen emoties. Zonder afstand wordt het moeilijk om bepaalde situaties goed in te schatten en juist te beoordelen. Zonder afstand bestaat het gevaar dat betrokkenheid omslaat in overbezorgdheid, medelijden of hulpeloosheid.

FAMILIE EN AFSTAND
Ook in de afstand tot de dementerende is de positie van verzorgenden anders dan die van de familie. De meeste verzorgenden raken op den duur emotioneel betrokken bij de dementerende en staan voor de opgave tegelijkertijd voldoende afstand te bewaren. Familieleden zijn van meet af aan sterk betrokken bij de dementerende. Zij hebben vaak grote moeite om voldoende afstand te scheppen. Verzorgenden die in staat zijn voldoende afstand te nemen, verwachten soms dat de familie daartoe net zo in staat is en onderschatten de emotionele problemen die met afstand nemen gepaard gaan. Om dat te kunnen invoelen, is het goed als zij erover nadenken hoe zij zelf reageerden op goed bedoelde adviezen in een persoonlijke situatie van verlies.

Overbezorgd

Overbezorgdheid is letterlijk meer zorg hebben dan nodig is. Het nabijheidgevende gedrag van de verzorgende staat in dat geval niet in verhouding tot het nabijheidzoekend gedrag van de dementerende. Het is niet alleen meer geven dan je wordt gevraagd maar ook geven zonder dat je wat wordt gevraagd. Dat kan je bijvoorbeeld doen om jezelf gerust te stellen vanuit het idee dat er anders iets misgaat. Maar ook het werken onder tijdsdruk kan daarop van invloed zijn. Je wacht niet tot de dementerende zichzelf heeft aangekleed, maar neemt het over. Op deze manier kan ontstaan wat wel 'aangeleerde hulpeloosheid' wordt genoemd. Dat wil zeggen dat een dementerende geen initiatief meer neemt om iets wat hij eigenlijk nog zelf kan, ook zelf te doen. Dat is precies waar verzorgenden het moeilijk mee hebben wanneer zij merken dat een partner of kind de dementerende te veel uit handen neemt. Daardoor wordt deze afhankelijker gemaakt dan nodig is. Overbezorgdheid kan ook samenhangen met het zelfbeeld van verzorgenden, dat wil zeggen met de opvattingen en verwachtingen die zij van zichzelf hebben.

ZELFBEELD EN ZORGGEDRAG

Het komt voor dat mensen bezorgdheid en zorgzaamheid tonen omdat zij het voor zichzelf belangrijk vinden dat zij aardig gevonden worden. Zij vinden dat bezorgdheid hun goede aard toont en zijn voortdurend bezig dat te bewijzen. Als ze niet zorgzaam zijn, vinden zij zichzelf niet aardig. Vaak hebben mensen als kind de ervaring gehad dat zorggevend gedrag beantwoord wordt met positieve waardering van de kant van bijvoorbeeld de ouders. Overbezorgdheid zien we met name wanneer verzorgenden hun identiteit ontlenen aan zorgen en nabijheidgevend gedrag. Om voldoende zelfvertrouwen te kunnen bewaren, moet de verzorgende dan wel overbezorgd blijven, ook als dat niet of minder nodig is. Het is zoiets als slaaf zijn van je eigen zorgzaamheid of veeleisendheid. Alsof je zonder te zorgen zelf geen leven hebt. En als de ander je zorg niet nodig heeft, voel je je afgewezen.

Maar ook een sterke neiging tot onafhankelijk gedrag: 'Ik kan best voor mezelf opkomen!' kan een element van het zelfbeeld van verzorgenden zijn. Deze nadruk op assertief gedrag kan leiden tot het tegendeel van zorgzaamheid, namelijk veeleisendheid wat betreft de zelfzorg. Dit kan ertoe leiden dat verzorgenden in hun contact met dementerenden te veel nadruk op de zelfredzaamheid leggen en onvoldoende oog hebben voor de noden en behoeften van de

dementerende. De vraag wat het nut ervan is om zelfzorg te stimuleren als de verzorgde er zelf de voordelen niet meer van kan inzien, wordt dan te weinig ter discussie gesteld. Dit roept de vraag op wie er eigenlijk het meest mee geholpen is: de verzorgende of degene die verzorgd wordt. En wat te doen als mensen aan het eind van hun leven vinden: 'Het is welletjes geweest. Ik ben op. Laat nu een ander me maar helpen.' Geen wonder dat twee personen met zo totaal verschillende zelfbeelden soms met elkaar in botsing komen.
Zorggedrag van verzorgenden kan ook worden aangedreven door een gevoel van zelf niet genoeg zorg te hebben ontvangen. In dat geval is er een grote frustratie die wordt bevredigd door het tegendeel. Je geeft wat je zelf te kort is gedaan. Aan zorggedrag kan ook een schuldgevoel ten grondslag liggen: zelf tegenover iemand aan zorg tekort te zijn geschoten. In dat geval probeer je de schuld te vereffenen. Je doet nu wel wat je ooit hebt nagelaten. In beide gevallen dringt de verwerking van eigen verdriet van vroeger door in de zorg voor iemand anders nu. Dat wil overigens niet zeggen dat verzorgenden dit per se moeten veranderen. Een gevoel van schuld op deze wijze te kunnen inlossen, kan heel functioneel zijn. Waar het om gaat is dat je inzicht hebt in je eigen drijfveren en hoe deze doorwerken in de manier waarop je werkt en zorgt.

MACHTELOOS
Werken met dementerenden kan gevoelens oproepen, zoals machteloosheid en hulpeloosheid. Een gevoel van machteloosheid ontstaat meestal als je alles probeert wat je kunt, maar het je niet lukt om te bereiken wat je wilt. Machteloosheid kan ook samenhangen met te hoge verwachtingen. Stel dat het Saskia niet lukt om met mevrouw Van der Zee elke dag even te wandelen. Als ze elke dag op alle mogelijke manieren zou proberen haar naar buiten te loodsen, zou ze zich op den duur machteloos gaan voelen. Je voelt je

machteloos, als je al je kennis en ervaring toepast maar het je niet lukt om de dementerende te laten doen wat je graag wilt. Machteloosheid is een vervelend gevoel, maar het hoeft je zelfvertrouwen niet altijd aan te tasten. Zo kiest Saskia er uiteindelijk voor om niet meer met mevrouw Van der Zee te gaan wandelen. Om die beslissing te kunnen nemen, moet ze zich zeker van zichzelf voelen. Ze blijft als het ware 'overeind' en kan gewoon doorgaan met zorgen ondanks haar gevoelens van onmacht. Machteloosheid dwingt je een keuze te maken of je verwachtingen bij te stellen.

HULPELOOS

Hulpeloosheid is een ander gevoel dan machteloosheid. Hulpeloosheid ontstaat vooral door onvoldoende kennis en ervaring. Stel dat de leidinggevende aan Saskia gevraagd heeft om elke dag, al is het maar even, met mevrouw Van der Zee oefeningen te doen om de armen en benen soepel te houden, maar Saskia niet weet hoe ze dat moet doen. In dat geval zal Saskia zich al snel hulpeloos gaan voelen. En als niemand vertelt hoe ze dat het beste kan aanpakken, als ze er met niemand over spreekt, zal ze snel 'uitgepraat' zijn. Als het gevoel van hulpeloosheid te lang duurt, tast het je zelfvertrouwen aan. Blijven zorgen voor dementerenden zonder voldoende zelfvertrouwen te hebben of te ontwikkelen, houdt niemand lang vol.

Als Saskia voldoende tips krijgt en deze bij mevrouw Van der Zee kan uitproberen, zal haar gevoel van hulpeloosheid verdwijnen. Niet alleen wanneer het haar dan wel lukt, maar ook als blijkt dat de tips geen oplossing bieden. Het gevoel van hulpeloosheid zal op den duur overgaan in een gevoel van machteloosheid. Bij machteloosheid ligt de nadruk op de grenzen van wat je met al je ervaring en kennis in een bepaalde situatie kunt. Dat het niet lukt, hoef je niet aan jezelf toe te schrijven.

SLECHTS MEDELIJDEN

Een gevoel van medelijden hoeft geen probleem te zijn, maar het wordt dat wel als dit het enige gevoel is dat dementerende mensen bij verzorgenden oproepen. Wie uitsluitend medelijden voor een dementerende voelt, functioneert als het ware buiten diens wereld. Uiteindelijk blijf je toeschouwer. Het gevoel van medelijden kan zo overweldigend zijn dat het verlammend werkt. Je zou van alles voor iemand willen doen, maar bent daar niet meer goed toe in staat doordat je zelf te veel in beslag wordt genomen door de problematische kanten van iemands situatie. Of je doet wel van alles, je sloof je voor iemand uit, maar neemt daardoor niet altijd voldoende waar wat de ander bezielt. Wie louter uit medelijden voor iemand zorgt, gaat gemakkelijk voorbij aan wat de ander echt wil. Als Saskia uit louter medelijden voor mevrouw Van der Zee zou zorgen, zou ze haar met dat gevoel als het ware overweldigen in plaats van met haar mee te voelen. Zij zou dan te weinig afstand hebben. Haar zorgen zouden hun doel voorbij schieten. Medelijden is andermans leed delen. Dat wil zeggen: mee kunnen voelen en niet meelijden in de letterlijke zin van het woord. Een gevoel van medelijden hoeft op zich geen probleem te zijn mits het uitmondt in een gevoel van verantwoordelijkheid. Dat aspect komt in het volgende hoofdstuk verder aan de orde.

GEVEN EN NEMEN

Als verzorgenden enkel hulpeloosheid ervaren of louter door medelijden worden gedreven, is het een bijna onmogelijke opgave om ook de aantrekkelijke kanten van het werken met dementerende mensen te ontdekken. Je kunt niet genieten van hun verhalen over vroeger, ook al raken die soms kant noch wal, als je te veel medelijden hebt. Dan ben je ook niet in staat om te lachen om komische situaties of uitspraken. Als Saskia zich alleen maar hulpeloos voelt, zal ze nooit van de puurheid van de emoties van mevrouw Van der Zee kunnen genieten. Je kunt onmogelijk blij zijn met reacties van de dementerende, wanneer je steeds weer voelt dat je kennis en ervaring bij voortduring tekortschieten om goed op de situatie in te spelen.

In hoofdstuk 2 zijn meer voorbeelden gegeven van situaties waar verzorgenden in hun werk met dementerende mensen van genieten. Het is noodzakelijk om positieve gevoelens in het zorgen voor dementerende mensen te ontwikkelen om de negatieve gevoelens die het werk nou eenmaal met zich meebrengt, het hoofd te kunnen bieden. Om te kunnen blijven geven, moet je ook iets terugkrijgen. Het is dus zaak te leren ontdekken wat de aantrekkelijke kanten van het werk zijn, waaruit je vreugde kunt putten.

Er zijn ook omstandigheden buiten de verzorgende die het moeilijk maken een gezond evenwicht te vinden tussen geven en nemen. De houding van collega's of van de familie bijvoorbeeld. Als de collega's van Saskia vinden dat zij voorzichtig moet zijn met aanhankelijk gedrag van zowel mevrouw als meneer Van der Zee, hoe kan Saskia dan oprecht genieten van een spontane zoen? Als de kinderen vinden dat verzorgenden er alleen maar zijn om op te ruimen en te poetsen en dat het nergens goed voor is om met vader of moeder gezellig koffie te drinken, dan zal dat je plezier in je werk niet ten goede komen.

Ten slotte

Een mens kan alleen goed voor een ander zorgen als hij ook goed voor zichzelf zorgt. Dat houdt onder meer in dat hij zijn eigen mogelijkheden en grenzen accepteert. Die vormen echter geen vaststaande gegevens. Het is daarom van belang dat verzorgenden, al dan niet met elkaar, naar hun eigen gedrag kijken, zich bewust worden van de eigen beweegredenen om te zorgen en erover nadenken hoe ze hun mogelijkheden kunnen hanteren en ontwikkelen.

5 Adoptie

Uit de praktijk
Wim werkt in de wijk en ging mee toen mevrouw Enschot werd opgenomen in het verpleeghuis. 'Haar dochter en ik hebben haar samen weggebracht. Toen we weg gingen en op de hoek nog even naar haar zwaaiden, kreeg ik het te kwaad. Ik weet niet hoe lang ik heb zitten huilen. Haar dochter was nuchterder dan ik. Zij heeft eerder mij getroost dan ik haar, terwijl het vooral voor haar een zwarte dag in haar leven moet zijn geweest.' Wim vertelt verder: 'Ik kwam al bij mevrouw Enschot toen ze nog goed was omdat ik haar altijd prikte voor haar suiker. Ik heb haar langzaamaan achteruit zien gaan totdat ze zo in de war was dat ze niet meer alleen thuis kon wonen. Ze liet het gas aan staan en liep op straat in haar nachtpon. Op het laatst ging ik wel drie keer per dag naar haar toe. Ik had hele schema's gemaakt met haar dochter. Maar 's nachts was het grootste probleem. Dan was ze alleen en iedere ochtend moest je maar hopen dat het goed was gegaan. De dág dat ze haar huisje verliet, had ik echt het gevoel dat ik gefaald had.' Maar dat ging over. Daarvoor in de plaats kwam een gevoel van medelijden. De dementie had van de mevrouw Enschot die hij zich nog herinnerde als een fiere oude dame, een afhankelijk vogeltje gemaakt.
In het eerste halfjaar heeft hij haar, vooral in het begin, bijna wekelijks even opgezocht. Hij herinnert zich dat goed. 'Ik werd gewoon naar haar toe getrokken. Voor mijn collega's in het verpleeghuis moet ik beslist een lastige klant zijn geweest omdat ik me overal mee bemoeide. Ik controleerde haar kleren, bemoeide me met de medicijnen en nam haar zo veel mogelijk mee naar buiten om te wandelen, van de afdeling af. Ik wilde haar weg houden van die andere demente mensen.' Op een dag herkende mevrouw Enschot Wim niet meer. Althans, ze wist niet meer hoe hij heette, maar beschouwde hem toch

wel als iemand die haar vertrouwd was. Later gaf ze geen enkele blijk van herkenning meer en werd soms zelfs boos wanneer hij lief voor haar probeerde te zijn. Dat heeft hem nog het meeste geraakt. 'Achteraf gezien is het toen erg snel met mevrouw Enschot gegaan. Binnen een paar maanden was ze bedlegerig. Een maand daarna is zij gestorven. Wat mij toen vooral goed heeft gedaan, is dat haar dochter mij als een familielid behandelde, als een soort broer. Samen hebben we in de geest van haar moeder de dienst samengesteld. Ik geloof vast dat ik, als haar dochter mij afstandelijker of als een buitenstaander zou hebben behandeld, veel meer moeite met haar dood zou hebben gehad. Per slot van rekening lag het feit er dat haar moeder en ik een speciale band met elkaar hadden.'

Opzet van het hoofdstuk

Na een afbakening van de begrippen 'nabijheid', 'gehechtheid' en 'adoptie' komt aan bod hoe verzorgenden het ontstaan van gehechtheid kunnen signaleren en hoe zij met die gehechtheid kunnen omgaan. Tot hoever kunnen verzorgenden daarin gaan, hoe signaleren zij wanneer zij te ver dreigen te gaan en hoe kunnen ze dat voorkomen en hanteren? Daarna wordt ingegaan op hoe het proces van adoptie door verzorgenden eigenlijk haaks staat op het proces van afscheid nemen door de familie. Dat kan tot communicatieproblemen leiden als beide partijen zich exclusief verantwoordelijk voelen voor de dementerende. Ten slotte komt aan de orde dat een goede communicatie tussen familie en verzorgenden zowel het proces van adoptie als het proces van afscheid nemen bevordert. Daardoor wordt de groei van een hechte en gelijkwaardige relatie tussen verzorgenden en familie mogelijk gemaakt.

Nabijheid geven

Hoewel verzorgenden met dementerenden kunnen werken zonder dat er een emotionele band groeit, is het ontstaan van zo'n band eerder regel dan uitzondering. Wanneer werken overgaat in zorgen, gaat dat vaak vanzelf. Dat komt onder meer omdat verzorgenden vaak letterlijk en figuurlijk een houvast en een oriëntatiepunt zijn voor de dementerende. Die komt in een vreemde, mistige wereld terecht en voelt zich daar onveilig bij. Het zoeken naar veiligheid beantwoorden verzorgenden meestal heel natuurlijk met zorggedrag, bijvoorbeeld door dicht in de buurt te blijven van de dementerende en zo ook letterlijk een houvast te zijn. In het begin van de ziekte is de dementerende vaak nog gerust te stellen door de zichtbare of hoorbare aanwezigheid van verzorgenden. Daardoor blijven verzorgenden in ieder geval zintuiglijk bereikbaar. Alsof zij de boodschap geven: 'Kijk en hoor maar, ik ben bij u in de buurt.' Als er naar het gevoel van de dementerende niemand in de buurt is, gaat hij misschien zelf op zoek naar gezelschap, blijft achter de verzorgende aan lopen en gaat claimend gedrag vertonen dat op den duur kan gaan irriteren. Later kunnen verzorgenden vaak alleen maar via troostende gebaren geruststellen. Alsof zij de boodschap geven: 'Voel maar, u bent niet alleen.' Op het einde van het dementieproces biedt soms alleen een intensief lichamelijk contact, zoals aanraken en ervoor zorgen dat de persoon zich behaaglijk voelt, uitkomst. Verzorgenden kunnen daarmee de boodschap geven: 'Hier is het aangenaam en veilig.' Ondanks al die geruststellingen zullen dementerenden zich toch dikwijls bang, eenzaam of opstandig voelen en dat uiten door constant roepen of schreeuwen.

SPECIALE BAND

Naarmate de dementerende persoon minder bereikbaar wordt, neemt de noodzaak tot nabijheid van de verzorgende toe. Althans als men het contact niet verloren wil laten gaan. Dat brengt voor verzorgenden een emotionele investering met zich mee, die er vaak toe leidt dat zij zich met de dementerende verbonden voelen. Niet zelden hebben verzorgenden zelfs het gevoel dat zij familie zijn geworden van de dementerende persoon voor wie zij zorgen. Wie zich verbonden voelt, zal vroeg of laat altijd de gevoelens moeten verwerken die ontstaan als aan die relatie een einde komt. Hoewel dergelijke gevoelens van rouw voor sommige verzorgenden aanleiding kunnen zijn om bij nieuwe cliënten van meet af aan te proberen wat meer afstand te houden, aanvaarden veel verzorgenden dit als een natuurlijk gevolg van het aangaan van een emotionele band met de dementerende.

ADOPTEREN
In een periode waarin familie langzaam van een geliefde afscheid moet nemen, begint voor verzorgenden in de regel een nieuwe band. Waar de ene partij moet afbouwen, is de andere partij aan het opbouwen. Hoewel verzorgenden niet letterlijk het gevoel hebben dat ze de dementerende persoon 'adopteren', kunnen we met dit begrip wel het proces aanduiden dat zich tussen menige verzorgende en hun dementerende cliënten afspeelt. Omdat de communicatie zich op het emotionele vlak afspeelt, is gehechtheid vaak een natuurlijk gevolg daarvan. Mede in het licht van het onvermijdelijke rouwproces straks, is het van belang dat verzorgenden deze band (h)erkennen en kunnen benoemen. Het is een verbondenheid die verder gaat dan acceptatie van de stoornissen, zorgzaamheid of bezorgdheid. De kern van het begrip is een gevoel van 'houden van' dat gepaard gaat met een sterk verantwoordelijkheidsbesef. Het is alsof de dementerende deel gaat uitmaken van het eigen leven van de verzorgende en ook buiten werkuren een rol van betekenis speelt. Dat hoeft op zich nog niet altijd te betekenen dat de verzorgende daaronder lijdt of eraan onderdoor gaat.

ZICH AAN IEMAND BINDEN IS EEN PROCES
Achteraf rapporteren verzorgenden vaak dat er aanvankelijk 'niets was'. Dat er nauwelijks sprake was van enige betrokkenheid, dat er in het begin soms zelfs een gevoel van afkeer

bestond en dat dit op den duur veranderde in een gevoel van acceptatie. Door een zekere gewenning ontstonden er een andere houding en andere verwachtingen dan in het begin, omdat verzorgenden ook de andere kanten van de dementerende meemaakten en leerden zien. Ten slotte ontstond er een gevoel van verbondenheid. Dat gevoel werd soms versterkt als verzorgenden intensief met de familie samenwerkten. Zo'n samenwerking kan een extra prettig gevoel geven van erbij horen en iets voor iemand betekenen. Wat is de prijs van gehechtheid? Wat zijn de gevolgen voor de verzorgende die een band aangaat met de dementerende? Alvorens daar uitvoerig op in te gaan, staan we eerst stil bij de begrippen 'nabijheid', 'gehechtheid' en 'adoptie'.

Nabijheid

Nabijheid geven is een gedrag. Het is iets wat je doet. Het zijn handelingen. Iemand (aan)roepen om te laten merken dat je bij hem in de buurt bent. Iemand af en toe aanraken of strelen. Zwijgend aanwezig zijn en luisteren als iemand verdrietig is. Iemand stevig tegen je aandrukken als hij angstig is. Troosten. Stil blijven staan en niet meteen willen ingrijpen.

Gehechtheid

Gehechtheid is het resultaat van een proces van zich hechten, en drukt als zodanig een speciale verbondenheid of band uit die je met een andere persoon kunt voelen. In dit kader betekenen de termen 'gehechtheid', 'emotionele band' en 'verbondenheid' min of meer hetzelfde. Nabijheid geven is nog wel uitvoerbaar zonder dat er een emotionele band hoeft te ontstaan. Gehechtheid zonder nabijheidgevend gedrag is daarentegen moeilijker voorstelbaar.

Adoptie

'Adoptie' of 'adopteren' geeft een proces aan waarin een ander, die geen bloedverwant is en met wie geen historische band bestaat, in het eigen bestaan wordt geïntegreerd. Je kunt niet meer om die ander heen, wat diens hebbelijkheden en beperkingen ook zijn. Hij maakt deel uit van je eigen bestaan, hij is 'eigen' geworden. 'Adoptie' betekent het aangaan van een relatie met de dementerende alsof je familie bent geworden. Zo opgevat verschilt adoptie psychologisch en emotioneel niet zoveel van de situatie waarvoor het begrip 'adoptie' gewoonlijk wordt gebezigd.

SIGNALEN VAN ADOPTIE

Verzorgenden gaan verschillend om met de emotionele band die zij vaak met een dementerende krijgen. Menigeen realiseert zich ook niet altijd dat er een sterke band bestaat. En waar de leidinggevende de ene verzorgende misschien wel regelmatig moet waarschuwen en beschermen, zal de andere verzorgende vanuit zichzelf al meer afstand bewaren.

> *Thuis denk ik er nog even aan. Maar daarna zet ik het van me af. Ik vind dat privé en werk altijd gescheiden moeten blijven.*

> *Ik trek gewoon de deur achter me dicht. Geen probleem. Anders kan ik dit werk niet doen.*

> *Als ik naar huis ga, naar mijn gezin, moet ik mijn werk wel loslaten, of ik wil of niet.*

> *Ik werk iedere dag bij haar. Dat levert vanzelf een sterke band op. 's Avonds thuis blijf ik dan heel lang denken wat er die dag gebeurd is.*

> *Ik zou het niet aankunnen: het gevoel naar huis te gaan en de cliënt, die constant achter me aanloopt, aan zijn lot over te laten.*

Hoe verzorgenden merken dat ze zich aan een dementerende hebben gehecht, hem als het ware geadopteerd hebben, is heel individueel. Toch zijn er signalen die regelmatig in hun verhalen terugkeren.

Van haver tot gort kennen
Je blijkt heel veel van de persoon af te weten. Je bent bekend geraakt met iemands levensloop en je weet precies hoe de persoon nu functioneert. Hij is je niet meer vreemd maar bekend, vertrouwd en zelfs een beetje 'eigen' geworden. Het blijkt ook dat je je gemakkelijk 'verplaatsen' kunt in de ander.

Meer doen dan je moet doen
Je bent zo op iemand betrokken dat je wel alles voor hem of haar zou willen doen. Je doet veel meer voor iemand dan je hoeft en eigenlijk trek je die persoon voor op anderen en je maakt je druk om kleine dingen. Je wilt alles zo goed mogelijk doen.

Het valt nog wel mee
Acceptatie van dingen die anderen onoverkomelijk of onaanvaardbaar vinden, kan ook een signaal zijn. 'Er is toch niks aan de hand?' 'Het valt allemaal nog wel mee, hoor.' Soms is je betrokkenheid zo sterk dat je niet meer ziet wanneer de grens met 'normaal gedrag' wordt overschreden. Soms is het de moeite die je hebt met de achteruitgang van de dementerende. Soms wil je de dementerende gewoon niet kwijt.

Het 't beste weten
Een signaal is: veel kritiek hebben op de aanpak en omgang van collega-verzorgenden. 'Ze pakken het allemaal verkeerd aan. Ik ken haar toch beter dan zij.' Verzorgenden zijn dan zo bezorgd over de dementerende, dat ze geen vertrouwen meer hebben in de aanpak van hun collega's. Zij vinden zichzelf de enige die de dementerende door en door kent.

Het mee naar huis nemen

Ook in je gedachten buiten werktijd blijf je je met de dementerende bezighouden. 'Je neemt het mee naar huis.' Dat geldt zowel voor de vervelende als voor de leuke dingen. Je neemt niet alleen je zorgen mee naar huis maar ook prettige emoties. Je hebt genoten van iemands verhalen over vroeger of hebt met elkaar gelachen.

Zoals al eerder gezegd, ontdekken verzorgenden niet zelden pas achteraf dat ze een emotionele band met de dementerende hadden. Als de dementerende bijvoorbeeld overlijdt of moet worden opgenomen, maar ook als de verzorgende zelf vertrekt of wordt overgeplaatst. Het besef een emotionele band te hebben met de dementerende persoon komt meestal boven wanneer er een einde aan de relatie is gekomen of wanneer het einde ervan in zicht komt. Als bijvoorbeeld een mogelijke 'opname' ter sprake komt, verschijnen voor verzorgenden de contouren van het naderende afscheid. En met dat afscheid wordt hun pas duidelijk dat zij zich aan de dementerende persoon meer hadden gehecht dan ze dachten. Vaak uit zich dat in 'nazorggedrag', zoals bij Wim jegens mevrouw Enschot. Adoptie ontstaat vaak op een natuurlijke manier, zowel van de kant van de verzorgende als van de kant van de dementerende. Jongere verzorgenden die net van school komen, worstelen in hun levensfase, de overgang van puberteit naar adolescentie, vaak nog met hun identiteit. Met name hun kan het een voldaan gevoel geven wanneer zij zich in ieder geval door degene die zij verzorgen, geaccepteerd weten. Voor sommigen betekent het zelfs een directe spiegeling of symbolische aanwezigheid van een (groot)ouder.
Soms zijn het ook eenvoudige toevalligheden die de oorzaak zijn voor het feit dat het (niet) klikt tussen een dementerende en een verzorgende. De klank van de stem of een speciale manier van spreken. Het postuur of een gebaar. De kleur van de huid, de haren of de ogen.

Het is opvallend dat verzorgenden zich vaak zonder meer door de dementerende geaccepteerd voelen of weten. Bij hen, vinden ze, is noch sprake van ellebogenwerk noch van heimelijke bedoelingen. Ze gaan altijd recht op hun doel af. Wat ze van je willen, is meteen duidelijk. Je zou kunnen zeggen dat dementerende mensen verzorgenden meestal onvoorwaardelijk accepteren. Door hun behoefte aan veiligheid wordt menige verzorgende een gehechtheidsfiguur die ze houvast geeft, al hebben dementerenden vooral in het begin van het dementieproces wel degelijk hun voorkeuren. Aan de andere kant kunnen dementerenden ook heel duidelijk zijn als ze het gedrag van de verzorgende niet prettig of aangenaam vinden. Vaak zeggen ze dat direct of laten het onmiddellijk blijken. 'Je weet precies waar je met ze aan toe bent.'

Omgaan met adoptie

Verzorgenden zouden vroeger tot de orde zijn geroepen of op de vingers zijn getikt, als gebleken was dat zij emotioneel te sterk bij hun cliënten waren betrokken. Men vond immers dat te allen tijde moest worden voorkomen dat verzorgenden gehecht zouden raken aan hun patiënten. Hoewel er tegenwoordig anders over wordt gedacht, bestaat bij een aantal verzorgenden nog steeds de neiging om het gevoel van verbondenheid dat is ontstaan, te wantrouwen: Voorzichtig ermee! Mag dat wel? Is het wel goed wat ik doe?
Ervan uitgaande dat verzorgenden zich vaak als vanzelfsprekend aan dementerenden hechten, ligt de vraag voor de hand tot hoe ver de verzorgende daarin kan gaan. Waar ligt de grens? Dat verschilt van verzorgende tot verzorgende.
Het is moeilijk als buitenstaander een streep te trekken. De ervaring leert dat de grens van gehechtheid bereikt is op het moment dat de verzorgende zelf aangeeft dat de emotionele band een last is of dat duidelijk wordt dat deze niet meer in staat is de situatie objectief te beoordelen, waardoor het eigen welzijn en dat van de dementerende wordt geschaad.

Als de verzorgende de achteruitgang van de dementerende niet meer kan opmerken en een te grote nadruk legt op het in stand houden van diens zelfstandigheid, is het welzijn van de dementerende in het geding. Het welzijn van de verzorgende wordt geschaad op het moment dat vrienden of vriendinnen het contact met hem of haar gaan mijden omdat er over niets anders kan worden gepraat dan over wat er op het werk gebeurt of over wat men met de dementerende meemaakt.

HANTERING VAN DE SITUATIE
Er zijn twee manieren die de verzorgende kunnen helpen een grens te trekken. De verzorgende kan een zekere routine ontwikkelen doordat hij al langer met dementerenden werkt en kan teruggrijpen op de kennis die hij heeft opgedaan, en hij kan er met anderen over praten. Zo kan de verhouding tussen nabijheid enerzijds en afstand anderzijds goed blijven. Beide manieren bieden de verzorgende een zeker tegenwicht voor overbetrokkenheid.

WERKEN AAN ROUTINE
Van routine is sprake als in de uitvoering van het werk een zekere mate van geoefendheid merkbaar is. Als verzorgenden van zichzelf vinden dat ze routine in hun werk krijgen, dan bedoelen ze dat positief. Ze duiden daarmee aan dat het werk hen goed afgaat. Ze geven daarmee aan dat ze niet meer, zoals in het begin nog wel eens het geval is, staan te stuntelen of met hun mond vol tanden staan. Ze bedoelen dat ze al aardig doorhebben hoe ze het het beste kunnen aanpakken. Routine staat voor een stukje automatisme in het handelen. Een belangrijk psychologisch voordeel van routine is dat een verzorgende niet emotioneel door de situatie wordt opgeslokt. Geoefendheid kan tot een zekere sleur in het werk leiden. Dit hoeft echter niet per se negatief te zijn. Net als verzorgenden de neiging hebben om een gevoel van verbondenheid met een dementerende in eerste

instantie te wantrouwen, doen ze dat ook vaak als er een zekere routine in hun werk met dementerenden ontstaat. 'Als het maar geen sleur wordt.' Toch kunnen beide aspecten een positieve invloed hebben op het werk. Gehechtheid zorgt voor voldoende betrokkenheid. Routine biedt daar een zeker tegenwicht voor en zorgt zo voor voldoende afstand. Zonder een zekere routine is het werken met dementerende mensen, juist vanwege het emotionele appel dat zij regelmatig op verzorgenden doen, niet goed vol te houden.

EROVER PRATEN

Praten over het werk met collega's, eigen familie of goede vrienden is een andere manier om te voorkomen dat verzorgenden last ondervinden van hun gehechtheid aan een dementerende. Een verzorgende die alleen de privékring heeft om over zijn werk te praten, kan echter niet altijd rekenen op begrip. Voor wie niet met dementerenden werkt, of er misschien zelfs angst voor heeft, is de situatie niet altijd goed voorstelbaar. Erover praten is misschien gemakkelijker gezegd dan gedaan. Je moet ook kunnen praten. Bovendien moeten verzorgenden die bij dementerende mensen thuis werken er meer voor doen om collega's te bereiken dan verzorgenden die in een verzorgings- of verpleeghuis werken. Daarbij komt ook nog dat als je in een team werkt, je het werk soms gemakkelijker los kunt laten, omdat collega's de zorg van je overnemen. Verder vindt de ene verzorgende na het werk bij thuiskomst een leeg huis waar niemand is om tegenaan te praten, terwijl anderen een partner of kinderen hebben die om aandacht vragen. Evenals routine in het werk kan praten over het werk de afstand scheppen die nodig is om het emotioneel beroep dat dementerenden op verzorgenden doen, binnen de perken te houden en te relativeren. Praten over het werk, de ervaringen en belevenissen met anderen delen, leidt meestal tot een zekere bewustwording van wat zich tussen de verzorgende en de dementerende

afspeelt. Zo komen verzorgenden erachter waarom de een
meer met een bepaalde dementerende op heeft dan de ander
en hoe dat bij hen zelf zit. Ook kan zo gaandeweg duidelijk
worden waarom gehechtheid 'een last' kan worden, hoe
je daarmee om kan gaan en hoe anderen dat aanpakken.
Verzorgenden zouden, bijvoorbeeld binnen werkbesprekingen, dit bespreekbaar kunnen maken en steun kunnen
vragen bij de hantering daarvan of bij de afstemming en het
bepalen van hun grenzen.

Zorgen voor mensen, ongeacht hun leeftijd, ligt meestal
dicht bij je hart, zeker wanneer het geen tijdelijk werk is,
je het al wat langer doet en er ervaring in hebt. Het doet
je altijd wat, of je wilt of niet. Daarom is het op zich al de
moeite waard om werktijd te reserveren om, als je dat wilt, te
kunnen bespreken 'wat het werk je doet'. Het is merkwaardig
dat men vroeger dacht dat het eigenlijk niet zou mogen. Dat
verzorgenden een emotionele band kregen met degenen
voor wie zij moesten zorgen, werd gedoogd, maar eigenlijk
hoorde het niet. Tegenwoordig winnen het inzicht en de
overtuiging terrein, dat in deze band juist de kwaliteit van
de zorg zit opgesloten en dat die aan weerskanten vruchten
afwerpt.

Het adoptieproces en de familie

Het proces van adoptie bij verzorgenden loopt vaak parallel
met het proces van langzaam afscheid nemen bij de familie.
Dat heeft gevolgen voor de invulling van de praktische zorg
die beide partijen aan de dementerende geven. En daarmee
is de vraag aan de orde gekomen wie bepaalt wat goed is
voor de dementerende: de familie of de verzorgende? Beiden
voelen zich immers vaak even verantwoordelijk voor de
situatie. Voor verzorgenden het in de gaten hebben, nemen
zij soms onbewust de plaats in van een zoon, dochter of
partner. Dit kan tot spanningen leiden met de familie en
soms ook tot afhaken van de familie. Het is dan vaak beter

voor de dementerende als die familieleden zich daadwerkelijk terugtrekken.

De dementerende is steeds minder in staat om zijn eigen belangen te behartigen. In de regel neemt de familie die zorg op zich en komt op voor het belang van de dementerende zoals ouders in het belang van hun kind handelen wanneer het dat nog niet zelf kan. Hoewel dat de een wat gemakkelijker afgaat dan de ander, is het bijna vanzelfsprekend dat de naaste familie zich min of meer verantwoordelijk gaat voelen. Vanaf een bepaald moment gaan echter ook verzorgenden het belang van de dementerende behartigen, omdat deze steeds minder goed voor zichzelf kan zorgen. Er ontstaan zoveel dingen waarop speciaal moet worden gelet, dat het toezicht van verzorgenden of hun voortdurende professionele zorg en aandacht hard nodig is. Dit maakt dat ook verzorgenden zich verantwoordelijk gaan voelen voor het wel en wee van de dementerende.

SAMEN VERANTWOORDELIJK

Hoe beide partijen omgaan met deze gezamenlijke verantwoordelijkheid hangt onder meer samen met de wederzijdse beeldvorming en de al dan niet uitgesproken verwachtingen die mensen van elkaar hebben. Het gaat daarbij ook over wat men wel en wat men niet andermans verantwoordelijkheid acht. Beelden en verwachtingen blijven vaak onuitgesproken. Soms realiseren mensen zich zelfs niet dat zij die van iemand hebben, tot op het moment dat een bepaalde situatie zich voordoet. En zelfs als mensen zich wel van hun verwachtingen bewust zijn, dan kunnen zij die verwachtingen niet altijd even gemakkelijk onder woorden brengen. Dat hoeft op zich allemaal geen probleem te zijn, als het gedrag van beide partijen klopt met de onbewuste of onuitgesproken verwachtingen die over en weer bestaan. Als de zorg die verzorgenden aan de dementerende geven, overeenkomt met het beeld dat de familie ervan heeft, dan zal de familie zich gerust voelen. Als de zorg die familie aan de dementerende partner, vader of moeder geeft, klopt met de verwachtingen die verzorgenden daarover hebben, zullen verzorgenden zich eveneens gerust voelen. De situatie levert voor geen van beide partijen fricties op en er zal nauwelijks van wederzijdse kritiek sprake zijn. Integendeel, men zal het gevoel hebben dat de zorg met elkaar wordt gedeeld en dat men samen verantwoordelijk is. Bij Wim en de dochter van mevrouw Enschot is dat ongetwijfeld het geval geweest. Zo'n overeenstemming wordt echter niet altijd bereikt. Daar kunnen allerlei oorzaken voor zijn. In dat geval zal er met elkaar gepraat moeten worden, omdat onjuiste beeldvorming over en weer meestal tot irritaties en teleurstellingen leidt.

GEEN OVERDRACHT VAN DE ZORG
Een praktische oorzaak waarom die overeenstemming er niet altijd is en waarom de wederzijds beeldvorming over wie wat doet of hoort te doen niet klopt, is dat er vaak geen 'officiële' overdracht van de zorg, van familie aan verzorgenden, plaatsvindt. Als er tevoren niet is overlegd of niet precies is afgesproken wat de een en wat de ander tot zijn taak rekent, bestaat grote kans dat dingen niet, dubbel of anders gebeuren dan men verwacht. Dit kan voorkomen worden door daarover te praten en daarover in gesprek te blijven. In een aantal situaties wordt de zorg tussentijds 'overgedragen' via een logboek. Dat is niet alleen een handig hulpmiddel maar het kan ook een gevoel van saamhorigheid scheppen. Als een en ander niet duidelijk is, komt het voor dat verzorgenden van de familie meer zorg verwachten dan die in staat is te geven. Dit leidt gemakkelijk tot misverstanden wat betreft het meehelpen van familie of de attenties en de houding die van familie verwacht wordt. Niet alleen thuis maar ook in het verzorgingshuis, bijvoorbeeld wat betreft de frequentie van bezoek, bezoektijden, de wijze van afscheid nemen en de zorg voor was en kleding.

Omgekeerd speelt hetzelfde. Het kan zijn dat familie andere dingen verwacht dan verzorgenden doen. En ook dat kan tot allerlei misverstanden aanleiding geven, bijvoorbeeld wat betreft het voorkomen van incontinentie, de wijze waarop de verzorgende de zelfredzaamheid stimuleert, de manier waarop deze omgaat met de dementerende en aandacht heeft voor de problemen van de familie. Dat gesprekken over afstemming van de zorg voor de dementerende niet altijd plaatsvinden, is overigens geen onwil. Dat men de ander er niet op aanspreekt komt ook, omdat men deze niet nog meer wil belasten. Hoe vaak gebeurt het dat verzorgenden familie er niet op aanspreken omdat 'ze het toch al zo moeilijk hebben'? En hoe vaak is de familie niet terughoudend om verzorgenden lastig te vallen omdat 'ze het toch al zo druk hebben' of omdat 'ze zo veel in zo korte tijd moeten doen'?

VERSCHILLEN IN EMOTIONELE BAND

Misverstanden over de zorg voor en de behartiging van de belangen van de dementerende hangen niet alleen samen met onduidelijke afspraken, maar kunnen ook voortkomen uit de verschillende emotionele posities die familie en verzorgenden innemen. Dat hebben we al eerder gezien. De naaste familie moet zich onthechten en langzaam afscheid nemen. Verzorgenden daarentegen gaan zich min of meer hechten. Juist door de intimiteit van de dagelijkse zorg kan tussen de verzorgende en de dementerende persoon een nieuwe emotionele band ontstaan, al gaat dat niet altijd van een leien dakje. Voor de partner, zoon of dochter verdwijnt meestal een emotionele band die jaren lang heeft bestaan. Als beide partijen deze tegenstelling niet op tijd (h)erkennen, heeft dat consequenties voor de praktische zorg en de wijze van samenwerken.

JALOERSHEID EN EEN GEVOEL VAN FALEN

Je kunt je afvragen hoe het Wim zou zijn vergaan als de dochter de speciale band die haar moeder met Wim had, niet zou hebben (h)erkend en met haar eigen gevoelens geen raad had geweten. In een dergelijke situatie komen kinderen van dementerende mensen niet zelden gevoelens van jaloersheid tegen. De aanwezigheid van een verzorgende kan familieleden het gevoel geven dat zij hebben gefaald of dat hun een stuk praktische zorg, die voor hen ook emotioneel van belang is, ontnomen wordt. 'Als kind wil ik voor mijn ouders blijven zorgen' of 'We hebben elkaar beloofd voor elkaar te blijven zorgen, wat er ook gebeurt.' Het zal niet de eerste keer zijn dat de verstandhouding tussen de dementerende en de verzorgende familieleden confronteert met sterke gevoelens van jaloersheid die aanleiding kunnen geven voor 'moties van wantrouwen' jegens de verzorgende. Dat kan door oud zeer in de familierelatie komen. Bijvoorbeeld: een dochter die geleden heeft onder de bemoeizucht van moeder en haar dat nog altijd kwalijk neemt. Voor de dochter is het dan een bittere pil dat het zo lekker loopt tussen moeder en de verzorgende.

Deze gevoelens kunnen, soms in verhevigde mate, terugkeren wanneer de dementerende wordt opgenomen in een verzorgings- of verpleeghuis. Dat betekent immers een duidelijk zichtbare verschuiving van zorg en verantwoordelijkheid. Een opname is een heel concrete verandering of vermindering van de zorg en houdt een sterke confrontatie in met de achteruitgang van de dementerende. Buiten gevoelens van opluchting kan een opname tezelfdertijd gevoelens van falen, jaloersheid en wantrouwen doen terugkeren of teweegbrengen. Wanneer familie ontevreden blijft, kan dat betekenen dat men moeite heeft om de zorg over te dragen. Aan de andere kant kunnen ook familieleden door zich voortdurend met het werk van verzorgenden te bemoeien en ze steeds op de vingers te kijken verzorgenden het gevoel geven dat ze falen en niet de kans krijgen om een, althans in de ogen van verzorgenden, noodzakelijke vertrouwensband met de dementerende persoon op te bouwen. 'In hun ogen doe ik niks goed.' Of: 'Het is altijd wat. Zo went de dementerende nooit aan mij.'

RUIMTE GEVEN VOOR IEMANDS VERHAAL

Een manier voor verzorgenden om rekening te houden met de emoties van de familie, is ervoor te zorgen dat familie voldoende informatie over hun vader, moeder of partner kwijt kan. Ook belangstelling tonen voor het leven en de problemen van het betrokken familielid kan veel goed doen. Wie een familielid naar het verzorgings- of verpleeghuis brengt en het daar moet achterlaten zonder de gelegenheid te hebben gekregen iets over het familielid aan de verzorgende te vertellen, keert waarschijnlijk gefrustreerd en bezorgd naar huis. Het is gevoelsmatig een totaal andere situatie als je wél de kans krijgt om uitvoerig daarover te vertellen. Als je iemands doen en laten, zijn voorkeuren en gewoontes, zijn lieve en vervelende dingen als het ware voor de verzorgende uit hebt kunnen tekenen, keer je waarschijnlijk met een geruster hart huiswaarts. Je hebt niet alleen de zorg kunnen overdragen maar je hebt ook iemand aan andermans zorg kunnen toevertrouwen.

Informatie geven aan verzorgenden over vader, moeder of de partner betekent in veel gevallen voor familie een symbolische overdracht van de persoon. Met inachtneming van de privacy en vanuit een terughoudendheid en bescheidenheid zullen verzorgenden die initiatief nemen om met de familie over het leven van de dementerende te praten, waarschijnlijk een groot stuk van hun vertrouwen winnen. Op deze wijze kan de familie de eigenheid met de dementerende delen met de verzorgende. Dit helpt ze te aanvaarden dat de vertrouwdheid van de oude band langzaam verloren gaat. Aan de andere kant wordt de verzorgende geholpen in diens streven om eigen en vertrouwd te worden met de dementerende persoon en met wat hij heeft meegemaakt. Zo kan hij een persoonlijke band aangaan met de dementerende.

BAND TUSSEN VERZORGENDEN EN FAMILIE
Van wie is de dementerende? Wie vertegenwoordigt zijn belangen? Wie heeft het precies voor het zeggen? Wie bepaalt eigenlijk wat goed of slecht voor de dementerende is? Deze vragen zijn nooit eenvoudig te beantwoorden. Het is echter wel duidelijk dat het verschil maakt voor de omgang met elkaar of het accent bij de familie ligt of bij de verzorgenden. In het eerste geval is er sprake van aanvullende zorg, in het tweede geval van overname van de zorg.

Om tot samenwerking in de zorg te komen is het van belang dat een hechte, gelijkwaardige relatie tussen familie en verzorgenden ontstaat, waarbinnen de verzorgende uiteindelijk tot een soort familie van de dementerende persoon kan worden en waarin ook de familie de ruimte krijgt de positie in te nemen die ze toekomt. Van zo'n relatie profiteert de dementerende uiteindelijk het meest. Een sfeer van harmonie of disharmonie voelt de dementerende meestal feilloos aan.

Ten slotte

Adoptie vraagt ook om afscheid nemen. Wie zich hecht aan de dementerende en het gevoel heeft een soort familielid te zijn geworden, zal vroeg of laat de gevoelens moeten verwerken die ontstaan als aan die relatie door de dood een einde komt. Verzorgenden die zich dat realiseren, proberen die relatie bewust af te sluiten. 'Als iemand is overleden tijdens mijn afwezigheid, ga ik altijd nog even naar hem of haar kijken. Ik ga ook naar de begrafenis of de crematie. Dan pas is het voor mij voorbij.' Verzorgenden kunnen net zo goed als de naaste familie verdriet hebben en alle gevoelens meemaken die bij rouw horen. Ook wat dat betreft, is een goede verstandhouding tussen familie en verzorgenden goed voor de verliesverwerking van beide partijen. Je kan dan de pijn met elkaar delen. Juist in het geval van een hechte band is het van belang om goed af te bouwen. Als verzorgenden daaraan niet of onvoldoende aandacht besteden, zullen zij in de regel minder snel een hechte band met een andere dementerende durven aangaan. Een nieuwe gehechtheid brengt voor hun gevoel immers het risico met zich mee van nieuw verlies en opnieuw afscheid te moeten nemen. Dat risico blijft altijd bestaan. Daarom is het belangrijk dat verzorgenden die gevoelens verwerken. Het zou misschien gemeengoed moeten worden dat bij de werving van personeel voor werk met dementerende mensen bij voorbaat de verwachting wordt uitgesproken dat verzorgenden niet alleen van aanpakken weten, maar ook een emotionele binding met de dementerende persoon durven aangaan. Daar staat tegenover dat die grote betrokkenheid, waarover het in dit hoofdstuk ging, niet tot norm verheven dient te worden.

6 Overdracht en tegenoverdracht

Uit de praktijk
Carla had altijd als verzorgende gewerkt. Omdat ze niet alleen handig was maar ook goed verantwoordelijkheid kon dragen, werd zij als leidinggevende bij de gezinszorg gevraagd. Ze kon voortreffelijk organiseren en improviseren. Maar geliefd was ze vooral omdat ze de verzorgenden op een hartelijke manier begeleidde bij de emotionele problemen die dezen in hun werk met dementerenden tegenkwamen. In het begin maakte ze als het enigszins kon maandelijks met iedereen afzonderlijk een praatje. Omdat het haar op zeker moment te veel werd, besloot ze om er een gezamenlijke maandelijkse bijeenkomst van te maken. Carla zegt hierover: 'Dat waren druk bezochte bijeenkomsten waarin gespreksstof te over was, ontzettend veel gebeurde en iedereen veel van elkaar opstak. Ik voelde me er goed bij, zelfverzekerd en altijd voldaan. Achteraf moet ik zeggen dat ik me vooral geroepen voelde om de strubbelingen die de verzorgsters op hun werk hadden, op te lossen. Niet alleen de strubbelingen met hun cliënten, maar ook de problemen tussen de dementerende en de partner of de kinderen. Ik heb er geen moment bij stilgestaan dat ik me als een vredestichter gedroeg.' Na een jaar viel het Carla steeds zwaarder om deze bijeenkomsten te leiden zonder dat ze zelf precies wist waarom. Ze liet dat niet in de groep merken. Ze kreeg last van slapeloosheid en voelde zich af en toe heel lusteloos. Ze weet deze klachten aan de overgang. De huisarts bij wie ze uiteindelijk terechtkwam, kon ter verklaring van haar klachten niks lichamelijks vinden. Omdat hij aan een depressie dacht en Carla zelf ook wel voelde dat er meer aan de hand was, besloot zij met een psycholoog te gaan praten.
'Ik herinner me precies die werkbijeenkomst toen ik afknapte. Een van de verzorgsters deed al een tijd op alle mogelijke manieren haar uiterste best om de ruzies tussen een dementerende vrouw en haar

kinderen op te lossen. Ze voelde zich machteloos en had voor haar gevoel het punt bereikt dat ze het idee moest opgeven dat het haar nog ooit zou lukken. Toen zij begon te huilen, begon ik ook. En niet zo'n beetje. Ik kon niet meer ophouden.' Na het eerste gesprek raadde de psycholoog Carla een groepstherapie aan. Daar kwam ze erachter welke ervaringen en gevoelens aan haar reacties en gedrag ten grondslag lagen. Een van haar dochters, met wie ze inmiddels weer een normaal contact had, bleek met ruzie op kamers te zijn gegaan. Dat had ze verschrikkelijk gevonden en nog lang niet verwerkt, zo bleek. Ze had nooit goed met haar dochter daarover durven praten omdat ze bang was dat er weer ruzie van zou komen. Dat wilde ze kost wat kost voorkomen. Haar eigen vader en moeder hadden vroeger voortdurend ruzie met elkaar gehad. 'Het was een openbaring voor me om in te zien dat ik steeds bezig was mijn uiterste best te doen ruzies tussen ouders en kinderen op te lossen, zelfs met behulp van de verzorgsters. Zonder dat ik dat in de gaten had, had ik hun machteloosheid blijkbaar beleefd en herkend als mijn eigen onvermogen.' Aan de therapiegroep van Carla nam overigens ook een maatschappelijk werkende deel. Die ontdekte dat ze de scheiding van haar ouders nooit had geaccepteerd. In haar werk probeerde ze voortdurend de kinderen van cliënten zodanig te mobiliseren dat ze de opname van een van hun ouders uitstelden. Een opname van een van de ouders zou immers een gedwongen scheiding van de ouders betekenen. En als de achterblijvende ook nog ging verhuizen, betekende dat tevens het verlies van het ouderlijk huis.

Opzet van het hoofdstuk

Na een korte terugblik komt in dit hoofdstuk eerst aan de orde wat (tegen)overdracht is en wat daarmee wordt bedoeld in het werken met dementerenden. Wat de dementerende en zijn familie op de verzorgende projecteert, is overdracht. Wat de verzorgende op de dementerende en zijn familie projecteert, is tegenoverdracht. De kern van een (tegen)overdrachtsituatie is dat de professionele band niet enkel berust op de werkelijke eigenschappen of situatie van een van

beide partijen. Er is meer aan de hand. Daarna wordt ingegaan op de oorzaken van (tegen)overdracht waardoor zowel verzorgenden als dementerenden elkaar in een bepaalde rol waarnemen. Het gaat voor beide partijen vooral om extreme positieve en negatieve ervaringen. Voor verzorgenden kan ook beeldvorming aanleiding tot tegenoverdracht zijn.
Bij dementerenden kan de 'vroeger is nu'-beleving soms in overdracht overgaan. Ten slotte komen de gevolgen van tegenoverdracht aan de orde, de signalen die daarop duiden en hoe ermee valt om te gaan. De positieve kant aan tegenoverdracht is dat het tot persoonlijke groei bij de verzorgenden kan leiden. Daarvoor is voorbereiding en begeleiding nodig opdat verzorgenden over de eigen projecties nadenken, erover praten, deze (h)erkennen, en de bijkomende gevoelens durven uiten.

Inleiding

In de vorige hoofdstukken is aan de orde geweest hoe zich binnen het professionele handelen van verzorgenden heel natuurlijk een emotionele band of een gehechtheid met dementerende mensen kan ontwikkelen. Dementerenden blijven lang betrokken bij wat er met hen gebeurt. De wereld waarin zij leven wordt voor hen steeds minder grijpbaar. Daarop reageren ze onder meer met gehechtheidsgedrag: nabijheidzoekend gedrag. Het is alsof zij dwalende zijn in de mist, op zoek naar veiligheid en houvast. Zij raken ontheemd.
In de regel beantwoorden verzorgenden die behoefte van dementerenden haast vanzelf met nabijheidgevend gedrag. Zij fungeren zo automatisch als baken en oriëntatiepunt. Werken met dementerenden wordt dan al snel zorgen voor dementerenden. Op den duur kan naast de professionele band een emotionele band ontstaan tussen verzorgende en dementerende. Beschouwd vanuit de verzorgende is dat aan te duiden als een adoptieproces. Centrale kenmerken ervan zijn dat de verzorgende de dementerende persoon integreert

in het eigen bestaan, dat hij tot een soort familie van de dementerende wordt en een sterk gevoel van verantwoordelijkheid krijgt. Vooral die verantwoordelijkheid leidt ertoe dat verzorgenden in plaats of in de geest van de dementerende persoon handelen en beslissingen (moeten) nemen. Buiten het feit dat de dementerende steeds afhankelijker van hen wordt, brengt dat verzorgenden in een zekere machtspositie. Of de emotionele band tussen dementerende en verzorgende tot wederzijds voordeel strekt, is voor een groot deel afhankelijk van de mate waarin de verzorgende zich bovenstaande processen van emotionele bindingen bewust is en in staat is om het eigen gedrag te hanteren. Zoals we al eerder hebben gezien, wordt bijvoorbeeld het heden door de demente persoon vaak beleefd en geïnterpreteerd in termen van vroeger en kan onverwerkt verlies door de dementerende worden herbeleefd. Dat zijn niet meteen aspecten in het werken met dementerenden waarop de verzorgende heeft gerekend. Daarbij komt dat ook verzorgenden zelf bij wijze van spreken geen 'schone leien' zijn. Iedere verzorgende geeft op een eigen wijze betekenis aan de professionele relatie en de emotionele band met dementerenden en hun familie. Dit kan tot aspecten in het werk leiden waarop men meestal niet is voorbereid en waardoor men voor verrassingen kan komen te staan. Via de begrippen 'overdracht' en 'tegenoverdracht' proberen we daar inzicht in te geven.

Overdracht en tegenoverdracht

WAT IS OVERDRACHT?
De termen 'overdracht' en 'tegenoverdracht' stammen uit een bijzondere professionele relatie, namelijk die tussen cliënt en therapeut. In zo'n situatie wordt met 'overdracht' bedoeld dat de cliënt oude conflicten of gedragspatronen herhaalt in zijn nieuwe band met de therapeut. De nieuwe gehechtheid die de

cliënt ten opzichte van de therapeut ontwikkelt, berust dan niet op de realiteit. De therapeut wordt een rol toegedicht. Hij vertegenwoordigt een oude band in een nieuw jasje. Het verleden van de cliënt kleurt het heden. De cliënt draagt gevoelens voor belangrijke personen uit diens verleden over op de therapeut. Dit gedrag van de cliënt noemt men ook wel 'projecteren'. Kortom: de cliënt neemt de nieuwe (professionele) band op een vertekende wijze waar. De cliënt beschouwt de therapeut eigenlijk in de rol van bijvoorbeeld een ouder, een potentiële minnaar of een ideaalbeeld van zichzelf. Vanuit onverwerkte ervaringen projecteert de cliënt op die manier idealen, dromen en fantasieën op de therapeut. In de onbewuste beleving van de cliënt staat de therapeut voor iemand anders.

WAT IS TEGENOVERDRACHT?
Zoals de term al aangeeft, gaat het om het tegenovergestelde van overdracht. Het is nu niet de cliënt die op de therapeut projecteert, maar het is de therapeut die op de cliënt projecteert en deze voor een ander aanziet. In zo'n situatie wordt met 'tegenoverdracht' bedoeld dat de band die de therapeut ten opzichte van de cliënt ontwikkelt, niet berust op de realiteit. De cliënt wordt een rol toegedicht. De relatie die de therapeut met de cliënt aangaat, wordt gekleurd door ervaringen en gevoelens van de therapeut die zijn opgedaan in een andere relatie. De therapeut draagt gevoelens voor belangrijke personen uit diens verleden over op de cliënt. Kortom: de therapeut neemt de nieuwe professionele band op een vertekende wijze waar. De therapeut beschouwt de cliënt eigenlijk in de rol van bijvoorbeeld een kind, een geliefde of een partner. De therapeut projecteert op die manier verwachtingen, gevoelens en ervaringen op de cliënt. In de onbewuste beleving van de therapeut staat de cliënt voor iemand anders.

Bij (tegen)overdracht gaat het niet alleen om andere personen en rollen die iemand op je projecteert, het kan ook gaan om persoonlijke conflicten, angsten, behoeften of stereotiepe denkbeelden. En die kunnen op hun beurt weer zowel met het verleden als met de toekomst te maken hebben. De kern van overdracht en tegenoverdracht is dat de professionele band niet enkel berust op de werkelijke eigenschappen of huidige situatie van een van beide partijen. Er zijn meer, vooral onbewuste factoren in het spel die hun invloed doen gelden.

DE ZORGRELATIE MET DEMENTERENDEN

Overdracht en tegenoverdracht spelen niet alleen een belangrijke rol in de relatie cliënt-therapeut. In de praktijk blijkt dat overdracht en tegenoverdracht ook voorkomen in de professionele zorgrelatie met dementerenden.

Evenals in een therapeutische relatie kan men in de zorgrelatie met dementerenden enerzijds de professionele band onderscheiden en anderzijds de emotionele beleving daarvan. Binnen de professionele band is de verzorging het middel (bijvoorbeeld: hulp bij de ADL of in de huishouding) waarmee een bepaald doel wordt bereikt. Bijvoorbeeld het zo lang mogelijk thuis blijven wonen van de dementerende. Aan de andere kant staat de wederzijdse beleving van die band: waar staat de ander voor. Hoe, als wat of wie wordt iemand ervaren? Dat kan een heel andere context zijn dan de professionele. Zo kan een dementerende in het doen en laten van de verzorgende steeds de liefdevolle koestering van de zoon herkennen of de bitse afwijzing van de dochter ervaren. Door de wijze waarop de dementerende op de verzorgende reageert, kan de verzorgende soms in een situatie van tegenoverdracht geraken en zich opnieuw door een ouderfiguur afgewezen of eindelijk bevestigd, bewonderd en geprezen voelen. Op deze wijze kunnen binnen de professionele band oud zeer, onverwerkte conflicten maar ook positieve ervaringen worden opgeroepen, herbeleefd of opgelost. De professionele band kan een functie vervullen in de ontwikkeling, levensloop en persoonlijkheid van de verzorgende. Hoewel beide situaties, therapie en verzorgen, van elkaar verschillen, blijft de essentie van wat met (tegen)overdracht wordt bedoeld overeind: Namelijk, dat de professionele band niet enkel berust op de werkelijke eigenschappen van of situatie met iemand. De kern blijft: bij (tegen)overdracht is er meer aan de hand dan aan de buitenkant waarneembaar is.

OVERDRACHT: DE VERZORGENDE WORDT VOOR EEN ANDER AANGEZIEN

Als sprake is van overdracht ziet de dementerende de verzorgende als het ware voor een ander aan, met alle gevoelens en verwachtingen die daarmee samen kunnen gaan. Als verzorgende speel je vaak, zij het wisselend en voor iedere demente persoon verschillend, allerlei rollen. In ieder geval fungeer je, zoals we al eerder hebben gezien, voor veel dementerenden als een gehechtheidsfiguur. Dat is iemand die hen houvast en veiligheid geeft. En soms ben je een bepaalde vertrouwensfiguur.

OORZAKEN VAN PROJECTIES VAN DEMENTERENDEN

Overdracht komt niet bij elke dementerende voor. Of er al dan niet overdracht plaatsvindt, hangt af van de persoon. Als er sprake is van overdracht, dan wordt de waarneming van de dementerende van 'de werkelijkheid' vertekend door diens extreme positieve en negatieve ervaringen. Ook kan dan gebeuren dat overdracht ontstaat doordat de dementerende het heden met het verleden verwisselt. In die belevingswereld kan de waarneming zo gekleurd zijn, dat er projecties ontstaan.

Extreme positieve en negatieve ervaringen

De betrokkenheid van de demente persoon op wat er met hem gebeurt, kan tot gevolg hebben dat positieve en negatieve ervaringen uit zijn verleden in de relatie met de verzorgende naar boven komen. Een gevoel ooit zeer onrechtvaardig behandeld te zijn, het verlies van een dierbare, het gevoel in de steek gelaten te zijn, maar ook oude angsten en gevoelens van wantrouwen en ergernis kunnen terugkeren. De verzorgende wordt dan in de rol geplaatst van bijvoorbeeld de boosdoener, het zwarte schaap, de mislukkeling enzovoort. Maar de verzorgende kan net zo goed terechtkomen in de rol van het ideale kind, de raadgever, de lieveling, de beschermster enzovoort. Een en ander hangt enerzijds samen met de persoonlijkheid van de dementerende en met wat hij heeft meegemaakt, anderzijds met de gevoelens die de verzorgende oproept.

Vroeger en nu lopen in elkaar over
In de situatie 'vroeger is nu' is in eerste instantie geen sprake van overdrachtprocessen. Het dementieproces brengt nu eenmaal met zich mee dat heden en verleden, nu en vroeger, naast elkaar bestaan of eenvoudig in elkaar gaan overlopen. En omdat nieuwe informatie slechts zeer ten dele of helemaal niet verwerkt wordt, kan de dementerende de verzorgende vaak niet plaatsen. De wijze waarop een dementerende iemand waarneemt, kan er toe leiden dat hij die persoon associeert met 'vader'. Degene die hij ziet, is dan ook vader en niet iemand op wie per se onverwerkte gevoelens jegens vader worden geprojecteerd. Aan de relatie met de vader wordt immers geen nieuwe betekenis gegeven. Als verzorgenden herkend worden als ouder, huwelijkspartner of kind, is dat een persoonsverwisseling en geen overdracht. Demente mensen zijn soms erg op zoek naar hun ouders. Iemand die zorggedrag vertoont, kan aan die ouders doen denken. Of bijvoorbeeld de dementerende die in haar gevoelswereld verkeert in een periode dat zij zorgde voor de kinderen. Dit kan er toe leiden dat ze een jonge verzorgende als een van haar kinderen ziet. Zo kan in de beleving van

de dementerende de verzorgende als het ware voor een deel
de aanleiding zijn tot boosheid, verdriet, gelukzaligheid,
angst, blijdschap enzovoort. Dat is vooral van belang omdat
de dementerende op deze manier die gevoelens vorm kan
geven in plaats van dat ze vormeloos en ongrijpbaar blijven.
De verzorgende is dan degene bij wie die gevoelens van de
dementerende zich kunnen uitkristalliseren.

Toch zijn er situaties waarin wel een vorm van overdracht
vanuit de dementerende plaatsvindt en waarin onverwerkte
gevoelens uit het verleden geprojecteerd worden op het
heden. De dementerende vrouw die tegen haar zin onge-
trouwd is gebleven en zich met de verzorger wil verloven.
Of de kinderloze vrouw die in de verzorgende haar innig
gewenste dochter ziet.

NIET ALTIJD EVEN DUIDELIJK

Het gedrag van dementerende mensen wordt gekleurd door
wie zij geweest zijn en wat zij hebben meegemaakt in hun
leven. Dat overdracht een rol kan spelen bij het gedrag van
dementerenden is minder problematisch als verzorgenden
zich ervan bewust zijn en de oorzaak van de overdracht
kunnen traceren. Kennis van en inzicht in overdrachtsitu-
aties kan ongenoegen en ongemak voor de verzorgenden
voorkomen. Wanneer je weet dat de dementerende je afwijst
omdat hij je aanziet voor een ander, hoef je de schuld niet bij
jezelf te zoeken. Bijvoorbeeld bij je onzekerheid, onvermogen
of gebrek aan ervaring. Kennis van de levensgeschiedenis
en de persoonlijkheid van de dementerende kan het voor de
verzorgenden gemakkelijker maken om te kunnen beoordelen voor wie zij staan of doorgaan. Maar ook al hebben
zij daar voldoende kennis van, dan nog is het niet altijd even
duidelijk voor wie zij worden aangezien. Is Saskia (hoofdstuk
4) in de ogen van mevrouw Van der Zee misschien iemand bij
wie ze raad zoekt? Is Francien (hoofdstuk 8) voor mevrouw
Humblet een bedreigend persoon?

OVERDRACHT VANUIT DE FAMILIE

Overdracht doet zich niet alleen voor tussen de dementerende en de verzorgende maar kan zich ook tussen de familie en de verzorgende voordoen.

> *De dochter van een demente mevrouw bij wie ik werk, komt altijd op bezoek als ik er ben. Ze klaagt steeds dat ze het zo druk heeft. Ik heb gezegd dat ze niet meer hoeft te komen wanneer ik er ben, want dat is helemaal niet nodig. Maar ze trekt zich er niets van aan. Ze blijft niet alleen komen, maar bemoeit zich ook steeds meer met alles wat ik doe en heeft daar commentaar op.*

Dit relaas van een verzorgende bevat natuurlijk te weinig informatie om het gebeuren eenduidig te kunnen interpreteren. De situatie is daarom voor meerdere uitleg vatbaar. We doen dat in dit geval in termen van overdracht. Het is goed mogelijk dat de dochter allerlei drijfveren of motieven heeft om haar moeder op te zoeken op de momenten dat er hulp in huis is, die zij zichzelf niet bewust is. Bijvoorbeeld het verlangen naar exclusief contact met haar moeder, rivaliteit of het in stand willen houden van de rol van ideale dochter. Misschien heeft deze dochter zich wel altijd de rivale gevoeld van haar oudere zus die bij moeder een streepje voor had. Nu deze zus overleden is en zij met haar zorg eindelijk de gunst van haar moeder kan winnen, steekt de verzorgende er als het ware een stokje voor. De dochter krijgt opnieuw te kampen met oude gevoelens van jaloersheid die zij overdraagt op de verzorgende. Een ander voorbeeld zou zijn als meneer Staveren (in hoofdstuk 7) zijn erotische gevoelens zo sterk op de verzorgende zou overdragen dat hij nauwelijks in de gaten heeft dat hij bij tijd en wijle seksuele toenadering tot haar zoekt. Of wanneer (in hoofdstuk 10) mevrouw Zuidman Marijke, die haar bijstaat in de verzorging van haar man, op den duur gaat beschouwen als een van haar kinderen.

TEGENOVERDRACHT: DE DEMENTERENDE VOOR EEN ANDER AANZIEN

Ook het omgekeerde van overdracht komt voor. Tegenoverdracht vindt plaats wanneer verzorgenden een dementerende voor een ander aanzien of meer in deze zien dan alleen een cliënt. De dementerende kan in de verzorgende iets oproepen waardoor deze, meestal onbewust, de dementerende in een andere rol plaatst, met alle daarmee gepaard gaande gevoelens en verwachtingen. Als verzorgende kan je door het gedrag van de dementerende, net zo goed als bij andere mensen, soms geconfronteerd worden met onverwerkte gevoelens of met onvervulde behoeften van jezelf. Bijvoorbeeld: boze gevoelens jegens een dominante ouder, of het gemis van een grootouder. Net als bij een overdrachtsituatie waarbij de dementerende de jonge verzorgende als zijn of haar kind aanziet, kan ook bij tegenoverdracht het leeftijdsverschil een extra rol spelen.

Verzorgenden zitten soms al bij voorbaat in een tegenoverdrachtsituatie. Dat kan gebeuren wanneer zij zich niet realiseren dat zij voor onbewuste, onverwerkte aspecten uit hun eigen leven vervulling, vereffening of een oplossing zoeken en soms ook vinden in het werken met demente mensen. Het is voorstelbaar dat een verzorgende wiens moeder is overleden de relatie met moeder als het ware voortzet in de zorgrelatie. Vanuit het onverwerkte verlies kan ze een verzorgend beroep hebben gekozen en in haar zorg voor dementerenden zo ver gaan dat ze iedereen alles uit handen neemt. Tegenoverdrachtprocessen vinden ook plaats tussen verzorgenden en familie van de dementerende. Verzorgenden kunnen ook allerlei gevoelens, ideeën en fantasieën op de familie overdragen. Het gedrag van de partner, zoon of dochter van een dementerende lokt dan reacties uit die aansluiten bij allerlei onverwerkte aspecten van de persoonlijkheid en levensloop van de verzorgende. Bijvoorbeeld: als de verzorgende in het eerder genoemde voorbeeld het gedrag van de dochter niet herkent als overdracht, zal ze dat mogelijk uitleggen als op haar persoonlijk gericht. Daarop kan de verzorgende dan reageren vanuit een onbewust gevoel van onzekerheid of van eerzucht, van altijd de beste willen zijn.

OORZAKEN VAN PROJECTIES VAN VERZORGENDEN

Er zijn allerlei projecties mogelijk, zowel van negatieve als van positieve denkbeelden over oude mensen, van onverwerkte conflicten, vervanging voor een gemis, angst voor verlies van dierbaren of de angst voor de eindigheid van het eigen leven.

Stereotiepe denkbeelden over ouderen

Soms zien verzorgenden ouderen als over het algemeen veeleisend en eigenwijs. Weer anderen gaan soms uit van het idee dat ouderen meestal lief, aanhankelijk en begrijpend zijn. Wanneer verzorgenden dementerende ouderen vanuit een dergelijk algemeen beeld benaderen, kan het zijn dat zij meer op de beelden reageren die ze van ouderen in hun hoofd hebben, dan op het gedrag van de dementerende zelf.

Onverwerkte conflicten

Het is mogelijk dat verzorgenden op een dementerende onopgeloste problemen of onvervulde wensen projecteren uit relaties met voor hen belangrijke mensen uit hun eigen leven. In het claimende gedrag van een dementerende vrouw, in haar voortdurende hang naar houvast en veiligheid, kan voor een verzorgende de eigen moeder weer 'verschijnen' die vlak na de scheiding van haar man zich tot verstikkens toe vastklampte aan haar oudste dochter. Onverwachte klappen of het schelden van een demente man kunnen bij een verzorgende de al langer bestaande gevoelens van vernedering door haar vader of broer of gevoelens van onmacht tegenover de autoriteit van ouders, versterken. Als verzorgenden hun eigen ouders, met wie zij een onaangename verhouding hebben of hadden, weer in het gedrag van dementerenden tegenkomen, kan dat leiden tot tegenoverdracht. En dat kan door iets simpels zijn. Een bepaalde intonatie, een gebaar, een uitspraak of een bepaalde handeling kunnen ogenblikkelijk nare ervaringen met ouders doen herleven en een reactie daarop uitlokken.

Vervanging voor een gemis
Projecties van een gewenste relatie of van de onvervulde behoefte bij iemand te horen of voor iemand te zorgen, zijn ook mogelijk. In de dankbaarheid van een dementerende, diens aanhankelijkheid of diens verhalen over vroeger, kan de hevig verlangde aanwezigheid van een (groot)ouder, maar ook van een partner of kind beleefd worden.

Angst voor verlies van dierbaren
Projecties van toekomstig verlies van dierbaren en daarmee gepaard gaande angsten, kunnen ook voorkomen. In de omgang met demente mensen kunnen verzorgenden zich, soms voor het eerst in hun leven, sterk realiseren dat het leven van hun ouders niet eeuwig duurt en dat zij hen ooit zullen verliezen. Ook kan de confrontatie met de achteruitgang van de dementerende bij verzorgenden een sterke confrontatie met de eigen eindigheid teweegbrengen. Behalve de projecties die al genoemd zijn waarin verzorgenden allerlei facetten van het eigen gevoelsleven op de dementerende overdragen, kunnen ook andere al dan niet bewuste motieven ertoe leiden dat tegenoverdracht plaatsvindt. Bijvoorbeeld wanneer je voor een verzorgend beroep kiest om een oude rekening of schuld te vereffenen, iets goed te maken, waardering te oogsten of jezelf te bewijzen.

Gevolgen van projecties

Projecties beïnvloeden het gedrag van verzorgenden en kunnen aanleiding zijn tot gedrag dat het proces van adoptie ongunstig beïnvloedt. Bij projectie reageer je immers niet in eerste instantie op de gevoelens en behoeften van de ander, maar vanuit je eigen behoeften en gevoelens. De ontwikkeling van de emotionele band en het daaruit voortvloeiende verantwoordelijkheidsgevoel kunnen erdoor worden verstoord.

Angst voor verlies van dierbaren, maar ook de confrontatie met de eigen eindigheid, kunnen leiden tot overbescherming van de dementerende. Ook overbezorgdheid kan daar een gevolg van zijn. Dit gedrag is dan een bezwering van de angst voor wat er met de verzorgende zelf of met hun (groot)ouders zou kunnen gebeuren. De verzorgende probeert zichzelf en dierbaren als het ware te beschermen tegen afhankelijkheid, aftakeling, hulpeloosheid en dood. De angst voor verlies van dierbaren die geprojecteerd wordt op de dementerende, kan in zijn uiterste vorm leiden tot onverantwoord gedrag. Bijvoorbeeld tot verwoede pogingen om iemand koste wat het kost in leven te houden of om een opname, waarmee de dementerende eigenlijk veel beter af zou zijn, te voorkomen door veel in eigen tijd bij de dementerende door te brengen en hulp te bieden. Als een verzorgende door zijn werk intensief met de sterfelijkheid van de eigen ouders of van andere dierbaren wordt geconfronteerd en er als het ware alles aan doet om dat te voorkomen, kan hij de werkelijkheid ernstig geweld aandoen. Dat de dementerende stervende is en sterven wil, wordt dan uit het oog verloren. Verzet tegen gemaakte afspraken zoals 'geen voedsel opdringen', kan er het gevolg van zijn.

In het geval van de maatschappelijk werkende in Carla's therapiegroep (zie het voorbeeld aan het begin van dit hoofdstuk) die de scheiding van haar ouders niet had verwerkt, was ook sprake van onverantwoord gedrag. In haar werk probeerde ze, vaak tegen beter weten in, een opname van een dementerende die nog gehuwd was, zo lang mogelijk uit te stellen. Op zich is dat een goed streven maar als het belang van de betreffende dementerende er niet mee gediend is, komt daarmee het gedrag van de hulpverlener, ongewild en onbewust, in de buurt van machtsmisbruik.

Projecties kunnen niet alleen leiden tot onverantwoordelijk gedrag, maar ook tot een onheuse bejegening van de dementerende. Onverwerkte conflicten kunnen ertoe bijdragen dat de verzorgende de demente oudere afwijst. In de afwijzing van bijvoorbeeld diens claimende gedrag wordt de verstikkende moeder of vader terechtgewezen. Onverwerkte conflicten kunnen er ook toe leiden dat de verzorgende 'overreageert' en bijvoorbeeld buiten verhouding boos wordt om de bevelende toon van de dementerende omdat dit haar opgekropte woede losmaakt jegens haar dominante vader die ook bevelen uitdeelde. Ook kan de verzorgende door de dementerende teleurgesteld worden (terwijl die daar feitelijk niks aan kan doen) en daardoor terughoudend reageren.

Als vervanging voor een gemis een onbewuste drijfveer is, kan dat tot gevolg hebben dat de verzorgende zich uit eigen behoefte zelf vastklampt aan de aanhankelijkheid die de dementerende jegens hem of haar ten toon spreidt. Wanneer de dementerende niet in staat is deze gevoelens te beantwoorden, kan ze zich teleurgesteld en afgewezen voelen en daardoor op haar beurt de dementerende afwijzen.

Projecties kunnen ook de verzorgende zelf in een moeilijke situatie brengen, zoals het geval was met een verzorgende die zich schuldig voelde over de wijze waarop zij met haar dementerende grootvader was 'omgesprongen'. Deze verzorgende stond bekend als iemand met een groot incasseringsvermogen. Ze was altijd bereid te werken in moeilijke situaties als een dementerende nogal agressief kon zijn. Dit eiste veel van haar, maar zij loste zo haar schuldgevoelens in. Toen zij ontdekte dat haar boosheid en haar agressie jegens haar grootvader een onderdeel was van het proces van haar verliesverwerking, kon ze haar schuldgevoel eindelijk laten varen. Want ze begreep nu dat haar afwijzend en 'lelijk' gedrag indertijd te maken had met het feit dat ze zich ertegen had verzet dat zij haar grootvader langzaam kwijtraakte. Ze had het hem als het ware verweten dat hij dement werd en dat hij geen aandacht meer voor haar had. Ze had zich door hem in de steek gelaten gevoeld. In de plaats van haar schuldgevoel kwam nu haar verdriet en daardoor kwam de weg vrij om te erkennen dat ze heel veel van hem had gehouden. Daardoor was ze nu beter in staat om aan de bel te trekken als het haar te veel werd en om aan te geven dat ze ook wel eens graag in minder moeilijke situaties wilde werken. Projecties hoeven niet altijd tot problemen te leiden, niet voor de verzorgende en niet voor de dementerende. Soms vinden verzorgenden hun eigen ouders, met wie ze een nauwe band hebben, terug in het gedrag van dementerenden en is het prettig (weer) voor ze te zorgen. Ze doen daarom extra hun best goed voor de dementerende te zorgen en het deze naar de zin te maken.

SIGNALEN VAN TEGENOVERDRACHT
Hoe herkennen verzorgenden dat ze in een tegenoverdrachtsituatie zitten of dreigen terecht te komen? De volgende aspecten kunnen wijzen op het optreden van tegenoverdracht: extreme reacties geven, als het onderscheid tussen werk en privé dreigt te vervagen, als ze tot familie zijn geworden, als het extra veel moeite kost een einde te maken aan de emotionele band. Deze vormen van tegenoverdracht lichten we hierna toe.

Extreem reageren
Met 'extreem reageren' wordt hier bedoeld dat iemand heel emotioneel reageert op een ogenschijnlijk geringe aanleiding. Niet alleen extreem in de ogen van een buitenstaander

maar ook extreem naar eigen oordeel. Zoals op kritische opmerkingen van anderen (de partner of kinderen van de demente persoon, collega's of huisgenoten) op hun gedrag jegens de dementerende of op gedrag van de dementerende zelf. Bijvoorbeeld als een verzorgende, ook tot haar eigen verbazing, boos uitvalt tegen haar man als deze het aan tafel waagt om op te merken dat hij vindt dat zij zich misschien te veel de situatie van de dementerende aantrekt.

In werk en privé hetzelfde tegenkomen
Als iemand in het werk dezelfde spanningen, conflicten en emoties ervaart als in het eigen dagelijkse leven, ontstaat het gevoel dat er eigenlijk geen onderscheid (meer) is tussen werk en privé. Iemand heeft met andere woorden het gevoel in werk en privé met dezelfde dingen te worden geconfronteerd. Het moet al heel toevallig zijn dat de privé- en werkomstandigheden inderdaad zo sterk met elkaar overeenkomen. Het ligt meer voor de hand dat de verzorgende in kwestie 'zichzelf meeneemt' in beide situaties en daarin tegen dezelfde dingen aanloopt. Een voorbeeld zou zijn als de verzorgende in het gezin Vermeulen nog thuis woont en een moeder heeft die 'boven op haar zit' en erg bemoeizuchtig is. Als mevrouw Vermeulen haar achterna loopt, geeft haar dat het gevoel dat ook zij haar 'geen minuut met rust laat'. Daardoor kan de verzorgende het gevoel hebben dat ze in privé en op het werk emotioneel in dezelfde situatie zit. Op den duur zou ze mevrouw Vermeulen 'om haar bemoeizucht wel kunnen haten.' Terwijl mevrouw Vermeulen alleen maar houvast en veiligheid zoekt bij alles en iedereen om haar heen en haar daarom niet uit het oog wil verliezen.

Familie zijn of worden
In hoofdstuk 5 is als een van de kenmerken van het adoptieproces beschreven dat verzorgenden het gevoel hebben gekregen dat de dementerende tot een soort familie van

hen geworden is. Het wezenlijke van dit gevoel is het onderscheid met de realiteit, met zich een 'echt' familielid voelen. 'Alsof je familie bent', betekent dat de verzorgende zich niet in de situatie verliest en in staat is afstand tot de situatie te houden, hoe intens de emotionele band ook is. Als die afstand er niet (meer) is of nooit bestaan heeft, is er geen sprake meer van 'alsof' maar van 'als'. In dat geval is er sprake van tegenoverdracht. Je familie voelen is misschien wel het meest sprekende signaal van tegenoverdracht.
Als verzorgenden niet alleen werken bij mevrouw Van der Zee, mevrouw Enschot, mevrouw Humblet en mevrouw Vermeulen maar ze ook als hun familie beschouwen, zitten ze in een tegenoverdrachtsituatie.

Het einde in zicht
Andere signalen die op tegenoverdracht wijzen, kunnen zich voordoen wanneer er een einde komt aan de emotionele band tussen verzorgende en dementerende. Bijvoorbeeld omdat de verzorgende ophoudt met werken door zwangerschap of omdat de dementerende wordt opgenomen in het verpleeghuis. Als de band met de dementerende nog een andere rol speelt of een diepere betekenis voor de verzorgende heeft, dan is het einde van die band altijd een dreigende verliessituatie die de verzorgende zal proberen te voorkomen. Bijvoorbeeld door al het mogelijke te doen dat de dementerende niet sterft of moet worden opgenomen. Gebeurt dit ondanks alles toch, dan kan zich een sterk gevoel van in gebreke te zijn geweest of als persoon te hebben gefaald, van de verzorgende meester maken. Als het om een opname elders gaat, kan zich dat uiten in extreem 'nazorggedrag'. We zagen dat bij Wim toen mevrouw Enschot in het verpleeghuis moest worden opgenomen (zie hoofdstuk 5).

PERSOONLIJKE GROEI

Met het voorafgaande is wellicht de indruk gewekt dat aan tegenoverdrachtsituaties met name negatieve kanten zitten. Op het eerste gezicht lijkt dat ook zo. Geconfronteerd worden met ziekte, dood, ouderdom, afhankelijkheid of met het (toekomstig) verlies van dierbaren hoort bijna net als het ontstaan van een gehechtheid of het proces van adoptie tot het 'beroepsrisico' van verzorgenden die bij dementerende mensen werken. Tegelijkertijd kan dit echter bijdragen aan de persoonlijke groei van de verzorgenden. Het gaat immers om thema's waar ieder mens vroeg of laat mee te maken krijgt en waartegenover hij een eigen houding moet zien te vinden. Waar mensen over het algemeen pas op latere leeftijd mee geconfronteerd worden – dat ouders niet eeuwig in de buurt zijn of blijven leven en onder ogen (moeten) zien van de eigen eindigheid – daar worden verzorgenden vaak op veel jongere leeftijd mee geconfronteerd. Dit kan niet alleen confronterend maar ook verdiepend werken. Als een verzorgende deze gevoelens onder ogen kan zien en de kans krijgt dit ook te uiten, kan dit de angst voor de dood verlichten. Verzorgenden kunnen zo al vroeger een eigen kijk op of een andere houding ontwikkelen tegenover leven en dood of jegens de eigen (groot)ouders dan velen van hun generatiegenoten in een ander beroep.

Ten slotte

Als verzorgenden zich niet bewust van (tegen)overdracht zijn, kunnen er problemen ontstaan die de professionele relatie doorkruisen. Inzicht in deze processen daarentegen geeft verzorgenden de mogelijkheid deze conflicten te boven te komen en ze niet door te laten spelen in de hulpverleningsrelatie. Als verzorgenden dit soort onderwerpen met elkaar bespreken, ontdekken zij meestal wel bij zichzelf in hoeverre 'eigen belang' of andere motieven, bijvoorbeeld 'eindelijk iets goed kunnen maken', een rol spelen en in hoeverre zij zichzelf of de dementerende daarmee belasten of tekort doen. Elkaar bevragen kan je inzicht geven in je eigen en andermans gevoelens en reacties. Dit kan helpen om jezelf te blijven en niet in een tegenoverdrachtsituatie te belanden. Daarbij is belangrijk dat verzorgenden het gevoel hebben niet te worden afgewezen als ze hierover praten, of dat nu individueel of in groepsverband gebeurt. Het is moeilijk een emotionele band met een dementerende te hanteren wanneer je in hem slechts (aspecten van) jezelf ziet en niet die ander. Werken met een dementerende wordt een probleem als de verzorgende enkel zichzelf tegenkomt in wat hij of zij in de dementerende ziet. Het gaat erom dat verzorgenden onbevooroordeeld blijven waarnemen wat er in de relatie met de dementerende en diens familie aan de hand is. Wat gebeurt er precies en hoe reageert de ander? Welke rol spelen je eigen vroegere belevingen en niet-verwerkte ervaringen in je houding jegens de dementerende? Door inzicht in deze mechanismen zullen verzorgenden in staat zijn te vermijden dat ze dementerenden als het ware belasten met gevoelens die eigenlijk niet voor hen bestemd zijn. Dan kunnen ze werken aan de opbouw van een authentieke band met de dementerende en diens familie.

Intermezzo

In september 1993 belde Hans Wierenga (58) vanuit huis op. In juli had hij in het ziekenhuis te horen gekregen dat hij inderdaad al een jaar of drie aan de ziekte van Alzheimer leed. Ze konden daar niets meer voor hem doen. Hij vroeg mij hem te komen helpen bij wat ging komen en in contact met hem te blijven. Hij was op de hoogte van mijn speciale belangstelling voor de wijze waarop Alzheimerpatiënten hun situatie beseffen en aanvoelen, en hoe die betrokkenheid zich in de loop van het ziekteproces ontwikkelt. Hij was meteen akkoord dat ik daarvan zou getuigen.

In deze serie van vier gesprekken vertelt Hans Wierenga, zij het steeds moeizamer, hoe het hem vergaat.

Hans Wierenga was 64 toen hij in augustus 1999 overleed in Psychogeriatrisch Centrum Mariënhaven in Warmond.

Dat ik weet dat ik achteruitga

30 november 1994
Soms denk ik bij mezelf dat ik het allemaal nog wel op een rijtje heb. Soms ben ik er heel verdrietig mee, en emotioneel ook. Addy helpt me wel, maar die heeft het er ook erg moeilijk mee. Maar ik kan ook, en daar ben ik nog steeds blij om. Nu we rustig zijn, kan ik ook nog lachen en plezier maken. Dat is niet iedere dag, dat moet ik er wel bij zeggen. Ik heb toch een, toch wel iets, dat ik toch wel blij kan zijn. Maar ik heb van mezelf ook nog wel eens dat ik klierig ben en vervelend kan zijn. Niet tegen Addy, of wat ook. Die positie waarin ik hier zit, dat ik dus weet dat ik achteruit ga. Dat weet ik en dat realiseer ik me ook. Enne, nou ja, dat is iets, ik denk wel eens van, dat je een baksteen wilt pakken en een roe ... een ruit wilt ingooien of wat dan ook. Of gewoon echt een beetje balorig.
Maakt dat besef je opstandig?
Ja, ook opstandig. Ik weet dat ik niet beter word. Daar heb ik de kennis voor. Dat vind ik allemaal heel erg. Dat je in zo'n korte tijd, dat je niet alles kan doen. En daar kan ik niets mee op een gegeven moment. Ik denk iedere avond wanneer ik naar bed ga: Goh, ik lig nu op bed, en ik ben rustig. Maar op een bepaald moment, dan gaan die hersenen van mij, die beginnen te malen. En dan is het niet over een ding, maar over alle dingen. Dan gaat het over mijn jeugd, mijn hele leven, mijn vrouw, mijn kinderen. Kijk, en ...
En dan krijg je het benauwd?
Oh, ja! Dan is het alsof ik ga huilen of een steen pak en die tegen de muur wil gooien. Maar ik ben blij dat ik dat niet doe, want dan ben ik mezelf niet meer. Ja, daar heb ik moeite mee.
Wil je zeggen dat, als je dat doet, je jezelf niet meer onder controle hebt?
Precies, ja.
Je hebt weleens gezegd: 'Als ik de situatie waarin ik terecht ben gekomen heel dichtbij laat komen, word ik knettergek. Dan heb ik geen leven meer.'
Ja. Dan zit je in je bed, en dan begint het te malen. Dan gaat je hele leven aan je voorbij. Absoluut. Niet een keer, maar van alles. Dat nog, en dat nog. Daar heb ik veel moeite mee. Dat weet Addy ook wel. En dat malen kost me veel energie.
Wat komt er dan op je af?
Dingen die ik graag wil doen, maar die ik niet meer kan.
Je moet dus inleveren. Wat lukt allemaal niet meer dat je vroeger wel kon?
Alles. Ik kan zowat niks meer. Ik wil wel wat doen. Maar na vijf

minuten is het weer weg. En soms dan, ja, als andere mensen om je heen praten, zoals nu, dan ben ik wel bij de punten, hoor. Maar het, hoe zal ik het zeggen, je schiet er zo voorbij. Ik heb exact iets in mijn gedachten. En dan is het maar een klein stukje verder. Dan ga je af, dan ben je met iets heel anders bezig. Kan je je dat voorstellen?
Ja. Je verhouding ten opzichte van de dingen om je heen verandert.
Ja, dat is ook zo. Ik neem de dingen om mij heen wel waar, maar ik ben er niet meer echt op betrokken. Als ik met Addy praat of met iemand anders, rustig in de kamer, zoals nu ook, dan ben ik wel bij de les.
Ja, dan heb je ze prima op een rijtje.
Dat merk ik.
Maar als je dan een, opeens iets ertussen komt, dat kan hier ook gewoon gebeuren of ergens anders, dan word je, nou, dan word je jaloers. Dat is het misschien niet helemaal. Jawel, ik ben toch wel jaloers dat andere mensen dat nog in de ving, in de hand...
In de vingers hebben?
In de vingers hebben, hè, en ik heb dat niet meer. Soms lees ik iets, dan lees ik een krant of iets anders. Ik heb gisterenavond nog een uur gelezen. Maar ja, die hele krant kan je weer weggooien. Want als ik hem weer in handen krijg, dan weet ik het niet meer. Ik bedoel, dan is die krant weer weg.
Als je die krant 's ochtends opnieuw zou lezen, dan oogt hij als nieuw? Bedoel je dat?
Ja. Dat is zo raar, echt waar. En ik word overal doodmoe van.
Waarvan word je zo moe?
Om te kunnen lopen moet ik behoorlijk wat doen. Dat is met twee, drie boterhammen niet aan te geven.
Bedoel je nou: met twee, drie boterhammen, of: met twee, drie woorden?
Nee, boterhammen. Dan moet ik meer eten.
Het kost je dus veel energie. Van een klein stukje lopen breekt je het zweet al uit?
Ja. Eergisteren, toen heb ik een end gelopen. (Plotseling schokt zijn rechterbovenarm even. Hij schrikt ervan.) Dat is bij jou nog niet gebeurd, dat schokje. Daar ben ik ook bang voor, altijd.
Wat betekent de ziekte van Alzheimer voor degene die eronder lijdt?
Dat kan ik alleen voor mezelf uitleggen. Ik heb een bepaalde, nee, wacht even... Ik moet even denken. Ik wil Hans Wierenga zijn. Dat ben ik met mijn geest en met mijn alles. En daarom, vind ik voor mezelf, moet ik ook in de wereld staan op een bepaalde manier.

Kijk, ik kan niet, ik vloek wel eens een keer, weet je wel. Maar dan zeg ik tegen mezelf, dan probeer ik me in te houden. Dat moet je nou niet doen, Hans. Dat is bij me ingebracht, dat je ethisch bent en al die dingen meer. En als ik daar dan aan toe kom, ben ik kapot. Dan ben ik stuk. Want dan komt de ziekte akelig dichtbij, naar mijn gevoel.
En daar raak je ondersteboven van?
Ja. En dat, dat vind ik.
Is dat een soort gevecht dat je moet voeren?
Ja, iedere keer. Het is machteloosheid, denk ik.
Waartegen vecht je dan? Wat wil je voorkomen?
Ik vind dat, als je iets ethisch wilt bereiken, behouden, dat je dan niet alles, alle rottigheid daartegenover kunt stellen. Begrijp je me?
Ben je bang dat er buiten je wil om iets met je gaat gebeuren? Dat je dingen gaat doen of zeggen waarvan je weet: dat hoort niet bij mij, dat hoort niet bij Hans Wierenga?
Dat is het. Ja.
Ben je bang om jezelf op een bepaald moment niet meer in de hand te hebben?
Daar moet ik juist tegen vechten, vind ik. Ik wil me niet vernederen. Ik wil. Ik ben ik. Ik ben ik, en dat wil ik zo blijven.
Tezelfdertijd weet je dat je ziekte de andere kant op gaat.
Dat weet ik wel. Maar ik wil het toch wel een beetje in de hand houden.
Controle houden, terwijl je ook weet dat er een moment komt dat je dat niet meer lukt.
Dat weet ik.
Dat lijkt me vreselijk.
Ja. Maar wat moet ik doen? Weet jij het? Vertel het me maar als je het weet. *Je hebt weleens gezegd: 'Als ik het gevecht opgeef, dan...'.*
Dan is het weg.
Wat is dan weg?
Nou, dan heb ik geen waarde meer, en... Dan denk ik... Je hebt toch waarde, en alle dingen van, nou ja, dat je... Je hebt een leven gekregen, en je verstand. Nou, daar gaat het om, want dat gaat niet zo goed meer, begrijp je?
Je moet van alles inleveren, zei je. Autorijden, bijvoorbeeld, en fietsen.
Fietsen doe ik ook niet meer. Dat kan ik niet meer. Ik heb namelijk, met de fysio heb ik al afgesproken, of ik in het voorjaar een fiets wil kopen met twee van die...
Met twee extra wielen?
Maar dat moet je niet gaan zeggen, want Addy weet het nog niet. Je weet wel, met twee van die...'
Een soort invalidenfiets?
Ja. En dan moet je daar...
Dan val je tenminste niet om.
Precies. Je valt niet om. Maar je

moet wel zorgen van jezelf dat
ze ook niet een keer tegen je aan
rijden, of wat ook.
*Je moet het niet alleen durven, maar ook
uitkijken. Lukt kaartspelen nog?*
Nee. Dat is afgelopen.
*Jammer. In augustus zei je nog:
'In september ga ik weer spelen.'
En die cursus wereldoriëntatie?*
Ja, daar ben ik nog mee bezig. Ja,
we zijn nu bezig met, wacht even,
ik heb een hele mooie kalender van
Amsterdam. Hoe heet dat nou? Dat
wilde ik nog vertellen, maar dat
komt nu niet boven.
*Wat gebeurt er met je als je beseft en voelt
dat je sommige dingen niet meer kan?*
Het brokkelt allemaal af. Het is een
afbrokkeling.
Hoe voel je je tegenover Addy?
Een lul.
Een lul?
Ja, zeker.
*Je lacht erbij als een boer die kiespijn
heeft. Vertel eens verder.*
Ik weet het niet. Dat is heel moeilijk uit te leggen.
*Laat ik het anders vragen. Wat betekent
je ziekte voor je vrouw?*
Ergerlijk is dat. Niet van Addy en
zo, maar van mezelf.

*Stoor je je aan jezelf? En vind je dat
ergerlijk voor haar?*
We hebben zo'n mooi leven gehad.
Tenminste tot nu toe. En Addy is
ook echt, gewoon, die doet ook
haar best, vind ik. Absoluut. Maar
ik merk ook wel dat Addy er ook
veel verdriet van heeft. En dat kan
niet anders. Het is soms ook heel
moeilijk. Ja, ik vind het van Addy
toch heel goed, zoals ze, wat ze
doet. En, maar ja, ik kan niet meer
ophoesten, meer kan ik niet meer.
En dat doet ook wel eens zeer.
Ik kan ook wel eens een keer,
dan lachen we eens een keer en al
die dingen meer. Maar er zijn ook
dingen van, dat ik zeg van: Ja, wat
heb je nou nog aan mij? En dat weet
Addy. Die is pienter genoeg, en
alles van, die begrijpt dat ook.
Die begrijpt dat ook wel. Maar ja,
het is zo lullig dan, dat het van
mij moet komen om. Ik weet ook
helemaal niet, ik weet wel hoe Addy
erover denkt en alles. Maar soms,
dan denk ik ook wel eens van: Goh!
Dan ben ik jaloers op haar, als ik
het zo mag zeggen.
Jaloers?
Nou ja, als jij en ik gaan lopen, dan,
dan loop ik een kilometer, en dan
loop jij nog vijf kilometer, maar
Addy...
*Bedoel je dat zij een hoop dingen kan die
jij niet meer kunt?*
Ja, precies. Dat bedoel ik.
*Volgens mij wilde je uitleggen dat in een
normale verhouding beide partijen evenveel inbrengen. Maar dat jullie relatie uit*

zijn evenwicht is geraakt omdat je door je ziekte steeds minder kan inbrengen.
Ja.
Je wordt binnen die verhouding eigenlijk een soort invalide. Dan ben je aan de ander overgeleverd. Misschien vraag je je af of die ander je onder deze omstandigheden nog wel wil?
Ja, daar zit ik wel eens over te piekeren.
Een mens kan zich dan knap waardeloos voelen.
Inderdaad.
Ik kan me voorstellen dat je in deze situatie tegenover Addy weleens het gevoel hebt: Ik raak je kwijt. Doe me alsjeblief niet weg.
Ja, want je bent werp, werp... Je hebt je nut gehad, en zo...
Voel je je zo afhankelijk?
Ja.
Omdat je een aantal dingen niet meer kunt?
Ja.
Ben je bang dat ze je laat vallen?
Nou ja, Addy die kan... en nogmaals hoor, want ik ben echt niet jaloers, want ik begrijp haar situatie heel goed. Zij is dynamisch en al die dingen, over alles. En ook doet zij heel veel voor mij. Maar het is een verscheuring. Een verscheuring is het. Een stuk waar we mekaar niet, niet meer tegenkomen. Dat is een stuk veils, hoe heet dat, nee, wacht even, een stuk vacuüm zou ik willen zeggen. Hier zit ik, en daar zit zij, en daartussen brokkelt het. Snap je?
Je noemt het een scheuring.
Hoe wil je het anders zeggen?
Ik denk niet, nee...

Begint jullie verhouding door de ziekte van Alzheimer als het ware te scheuren?
Ja, dat denk ik wel, ja. En, nou ja, Addy houdt van dansen. Ik ben laatst ook weer eens een keer meegeweest met dansen. En toen was ik stuk, zo stuk!
Je was helemaal kapot?
Och, man, hou op. Ik was gewoon kapot. Addy geniet van het dansen, en ik ook wel, maar...
Je gunt het haar, omdat ze ervan geniet.
Natuurlijk. Toen ben ik eerder weg moeten gaan met Addy. Ze protesteerde; nou waren we hier, en ik zeg: Joh, ik kan hier gewoon gaan liggen, want ik kan niet meer.
Heel vervelend.
Wat moet er gebeuren voor je zegt: nu red ik het niet meer?
Als Addy wat overkomt, dan ben ik weg.

Dan denk ik gewoon op de helft

19 september 1995
Hoe gaat het de laatste tijd?
Ik voel me niet goed. En... soms weet ik niet waar ik ben. Snap je dat?
Ja. Wat nog meer?
Ik ben... verdrietig, en, ik weet niet hoe ik dat moet zeggen... Ik ben verdrietig, en ik weet niet... waar ik ben. Ik kan wel praten. Ik kan wel wat...
Wat wil je zeggen?
Ja, zeggen, maar... daar heb ik veel moeite mee...
Ben je opstandig, boos?
Ja, precies, dat voel ik wel. Maar dat kan ik anderen... Addy, niet aandoen. Maar niet echt, eh...
Je kan het Addy niet aandoen om boos te worden?
Ja, maar... Vroeger, potverdorie, schreef ik dat allemaal op. Dat lukt me nou niet meer. Ik kom er wel uit, hoor.
Wat zou je Addy op dit moment van je leven willen zeggen?
Tegen Addy? Nou, dat ik niet veel kan doen. Addy wil heel graag dat ze me helpt...Nou ik kan het wel vertellen, denk ik. Addy begrijpt me wel, denk ik. Net als dat ik hier nu zit te hakkelen... Zo gaat het met mijn kinderen ook. Ze helpen wel als ik iets wil zeggen, maar ik voel me er zelf niet lekker bij.
Daar voel je je niet lekker bij?
Inderdaad. Het is zo gek. Als ik hier gewoon met jou zit te praten, dan komen de woorden gemakkelijker. Dat is echt zo, ook met praten.
Addy is een tijdje weggeweest, hè.
Waar is ze heen geweest?
Ze is veertien dagen weggeweest.
Dat klopt. Ze heeft me een kaart gestuurd.
Dat vind ik zo leuk. Fijn, dat ze dat gedaan heeft. Ja, ja, heel mooi is dat.
Waar is ze precies naartoe geweest?
Nou, hoe het kwam, weet ik niet. Maar daar is een vriend, en die ging met haar varen met zijn boot. En niet dat het allemaal niet zo goed is gegaan met mij, maar de kinderen zijn thuis geweest, en...
Die hebben Addy vervangen, als het ware.
Ja. Mijn dochter is naar huis geweest, veertien dagen, bij ons. Haar man en de kleine meiden ook. Ja, alles bij mekaar. Dat was de mogelijkheid dat zij kon zeilen. Dat was afgesproken. En daarom zijn ze...
Addy kreeg de kans om twee weken te gaan zeilen, omdat je dochter met haar gezin in huis kwam. Hoe is dat gegaan?

Goed, vind ik wel. En Addy is weer terug. In Stadskanaal heeft ze de auto gezet, en toen is ze overal geweest. En ik had nog een kaart. Die heeft op de Noordzee overal mooie plekjes, en zo. En ik had die...
Had je die landkaart nog liggen?
Ja.
Waar hebben ze gevaren?
Overal.
Natuurlijk, maar toch niet in Maastricht?
Op de Friese wateren. Overal.
Ook in de buurt van de eilanden?
Ja. En ook op de Waddenzee.
Ik weet nooit precies welke eilanden er nou zijn.
Ik ook niet. Ik moet altijd effe op een kaart kijken.
Op de kaart die ze stuurde staan de eilanden. Even kijken. Ja, zie je wel. Lees maar op.
(Hij leest voor) 'Vanuit Dokke Nieuwe Weige benne begon met...' Ik kan het niet goed lezen.
Laat eens zien. 'Vanuit Dokkemer Nieuwe Zeilen begonnen met een stoere zeilvakantie, ongeveer de elfstedentocht. Vandaag op het Slotermeer, windkracht 6 tot 7.'
Vond je dat niet leuk dan?'
Ja, leuk, die kaart van Addy.
Nou, ik kan niet op zo'n boot komen. Dat is voor mijn evenwicht, en zo. Dat is niks. En ik heb daar verder niet over gedacht, en dat hoeft ook niet. Ik vond het hartstikke leuk. Ja, en Addy is dus...
Je vond het meteen goed. Daar hoefde je niet over na te denken. Je gunt het haar van harte.
Ja, precies.
Goed dat ze er even uit was. Heeft het ook gewerkt?
Ja, en toen zijn ze weer teruggekomen. Toen is ze van Stadskanaal... is ze daar met de auto weer van teruggekomen.
O ja, daar had ze de auto geparkeerd.
Ja, in Stadskanaal. Dat was veertien dagen. Dat hebben ze heel leuk gedaan, vind ik.
Ze hadden flink wat wind en redelijk weer.
Ja, absoluut. Addy is gewoon opgebloeid, ja. Dat vind ik.
Kan ze er nu weer beter tegen?
Dat hoop ik nog. Dat denk ik van wel.
Je gaat nu drie dagen in de week naar de dagbehandeling. Nog steeds in goed gezelschap?
Ja. Maar ik heb wel wat met Wim gepraat over een paar dingen. Ik heb ook tegen Wim gezegd... Ik denk... Ik wil niet lullig zijn bij jullie, maar soms zijn er wel eens dingen van..., dan wil...
Er waren dingen die je niet zinden.

Je wilde er wat aan doen. Had je klachten?
Ja, precies. En dat heb ik met... hoe heet ie?
Met Wim Koopmans opgenomen.
Ja. Ik begrijp wel dingen van, ja, dat ik niet zo... zo van nou, dan zitten wij met elkaar.
Krijg je daar ook nog steeds fysiotherapie?
Ja. Ik heb een keer geweigerd. Toen had ik zo moe... Ik vind het wel prettig. Wat dat aangaat, als je van nul tot honderd..., dan denk ik gewoon op de helft; wat ik kan en niet kan, zo ongeveer. En ik kan nog lachen... Ik heb grote... Ik kan lekker lachen, enne, ja, dat wel. En ik kan nog lachen, Ik heb grote. Ik kan lekker lachen, jawel, maar het is...
Je hebt het er vaak over dat je ondanks alles veel lacht. Zie je dat als winst?
Ja. Ik bedoel, ik kan wel huilen, maar aan de andere kant, dan heb je ook nog weer een hele hoop denken... dingen, waar ik plezier mee heb.
Is dat op een andere manier plezier hebben dan vroeger? Je zei dat door je ziekte de dingen anders op je afkomen.
Ja, zeker. En ook aan tafel en zo, hè, weet je wel, ja, dan ja, dan voel ik me wel lekker. Als iemand die naast me zit, en het komt... dat heb ik wel eens... En ook heb ik wel eens een keer gepraat. Dan was het zo anderhalf uur verder, dan was niks ingevuld, weet je wel. Dat heb ik misschien ook wel eens verteld, eerlijk. Hij zegt: 'Ja, dat is ook zo, Hans, je hebt gelijk.' Ja, nou, en dan die ouwe mensen. Die help ik ook wel eens. Ik ben wel, hoe moet ik dat zeggen...'
Niet te beroerd om een handje uit te steken?
Juist, dat bedoel ik, ja.
Iemand helpen, daar voel je je prettig bij.
Dat speur ik van mezelf, ja hoor.
Je kunt ook goed met meneer Van Arnhem overweg, geloof ik?
Jaha, oho. Daar hebben we samen een heel plan voor.
Logisch: twee marinemensen.
Schitterend, jaha. Hij heeft dan weer een boek, en ik heb weer een boek, over de marine.
Volgens mij komen er aan tafel situaties voor die enorm grappig zijn. Vroeger zou je je ervoor schamen, maar nu begin je meteen te lachen.
Ja, precies, ja.
Alsof er geen schaamte meer bij het lachen zit?
Nou, dat gevoel heb ik ook wel eens, ja, dat kan ik wel zeggen. Dan denk ik: verdomme... Eigenlijk zou ik niet mogen lachen, maar ik lach toch. Ik kan het niet laten.
Ja, dat is het.

Met meneer Van Arnhem heb je blijkbaar veel schik. Op welke dagen ben je nu op de dagbehandeling?
... drie dagen.
Ja. Maar welke dagen van de week?
Maandag en, ik denk, nee, daar kom ik niet uit nu. Maandag, woensdag en vrijdag, denk ik.
Dus gewoon verspreid over de hele week. Hoe heet die man met wie Addy is wezen zeilen?
Norbert, denk ik. Hij is zeventig.
Wat weet je eigenlijk van hem?
Nee, eigenlijk niks, nee. Ik ben met Addy weggeweest. En nou vind ik het geweldig voor haar. En of je dat nou gek vindt of zo, ik vond dat niet gek... helemaal niet... nee.
Heb je al vakantieplannen voor het komend jaar?
Ik? Neehee, nog niet. Zeker niet.
Vorig jaar dacht je dat het je laatste vakantie zou zijn. Maar volgens mij kan je er weer een jaartje aanplakken.
(Lacht) Ja. Dat zou mooi zijn. Maar... ik weet het nog niet. Nee. Ik ga toch ook niet met een boot weg. Dat doe ik niet. Nee. Ik ben zo onhandig geworden. Dat kan je wel zeggen.
Geeft je dat een gevoel van onmacht?
Ja... al... dat ik niet veel laat vallen. Maar ik doe het ook rustig, afwassen en zo. Addy een beetje helpen. Ja, ik kan weinig meer helpen als de vaat en... maar verder kom ik niet. En ik wil zo graag dat nog doen. En ik wil aan mijn postzegels verder.
Je had je broer beloofd om die te ordenen hè?
Ja. Dat moeten we nog doen. Maar ja, die komt nog wel een keer een paar dagen. Ik had zoveel postzegels. Ik heb misschien wel verteld. Dertien boeken.
Dat is heel veel. Heb je spijt dat je nu de dagbehandeling bezoekt?
Wel ooit. Soms anderhalf uur dat er wat gebeurt, niks. Niet goed. Heb ik ook tegen Wim gezegd.
Waarom kom je naar dagbehandeling? Wat schiet je ermee op?
Dat Addy vrijheid heeft. Dat vind ik het beste, dat die... als ze een dag weg wil. Dat vind ik heel belangrijk. Dat is voor mij het grootste...
Het is een fysio, hè, die man?
Welke man bedoel je?
Waar Addy mee weg is.
Is die man fysiotherapeut?
Jaha! Hij heeft twee dochters die ook fysio zijn. Ben je tevreden?
Ik ben dik tevreden. Vergeet je bril niet.
Nee, dat doe ik niet. (Hij probeert het maar krijgt zijn bril niet in houder.)... Kijk, en dat is nou lullig, hè. (Het kost hem veel moeite om te gaan staan.) Eindelijk. De ouwe staat.

Ik wil wat doen en dan lukt het niet

12 december 1995
Ik heb gehoord dat je de laatste tijd meer valt.
Ja, ik ben gevallen, ja.
In de tuin van de buren?
Ja, dat is eerdaags.
Dat heeft je zeker aangegrepen?
Ja, wat dacht je. Huilen natuurlijk. Die auto moest eruit, naar de garage, en, eh, toen van al die kleppen en alles, want dat hoeft niet! Dat dat naar die garage gaat, dat was al, ik denk, half elf of zo, zoiets, en laat dat toch met die auto. Die vent die komt eg... ge... gehoor.
Die vent komt naar je toe?
Die komt naar je toe, ja. Dan was ik witheet. Want dat hoeft niet. Ze heeft niks te ge ge ze... Dan komen die auto halen. En dan, dan, en toen viel ik. Op mijn knieën. En dat deed zeer. En mijn beide beide, op mijn beide knieën. En dat doet verrekte zeer. Maar goed, dat is al en, dat gaat wel weer over.
Je levert steeds meer in.
Tuurlijk. Ja, daar ben ik... en die trap die bij ons, ja die bij ons... Ja, dat is anders, daar ben ik ik aan gewend, ja. Enne, het was zo, hoe heet het, mistig, en ik zag niks, joh, tenminste of, of dat angst was. Ik weet het niet.
Ben je ook in huis gevallen?
Ja, toen lag ik op de grond. En toen zag ik allemaal dode mensen. Vrienden, kennissen, allemaal, die ik gekend heb en die allang dood zijn.
Dat lijkt me angstaanjagend.
Ja, dat is waar. Ik kan dat... soms... dat over mijn moeder denk ik. Want mijn vader is dood. Dat zijn allemaal dingen van ja, wat is dat? Dat vind ik heel... Ja, dat komt over je, enne, en je kunt er niks mee doen. Tenminste zo zo... verschillend is dat.
Zoiets roep je niet op. Het staat opeens voor je. Ik weet ook niet waarom.
Nee, want ik heb toch geen kwaad gedaan om eh...hè? Nee, dat vind ik ook.
Je doet geen vlieg kwaad.
Nee, want ik heb nog steeds nog gepro... geprobeerd om het maar goed te doen. Maar... het is moeilijk.
Het wordt ook steeds moeilijker.
Ja (stellig sprekend), dat weet ik. Dat weet ik zeker. Maar ja...
Ik merk dat je nu minder gemakkelijk over je verdriet en onmacht praat dan voorheen.
Het kaft... kalf af.
Kabbelt het af?

Ja, nou, dat het achteruitgaat, vind ik, ja.
Je geheugen is niet minder, hoor!
Ja, dat is gek, hè. Dat vind ik ook.
Maar dingen doen, uitvoeren.
Nee, dat is niks... dat is knudde.
Je wil wel, maar het lukt niet. Schaam je je dan?
Als ik dit voet ...voeten zet net... neerzet, alsof er lood in zit. Kun je je voorstellen?
Alsof je niet meer kunt sturen?
Ja, ja, echt zo als... als ik een eindje ga lopen, dan gaat dat wel, maar het is zo moeilijk. Echt waar. Het is heel moeilijk. Ik loop niet veel..., kort... Ik zal proberen. Ik zal... ja, dan soms, dan heb ik er helemaal geen zin meer in.
Om te lopen of om te leven?
Allebei. Soms heb ik geen zin meer om te leven. Ik wil wat doen en dan lukt het niet. Een kopje thee of zo. Dan moet ik alweer denken van... eh, heb ik koffie gehaald en en... Heb ik nou koffie gehaald? En dan, dan is het er niet. Of wel... of dan... ja.
Wat een diepe zucht.
Ja, wat dacht je. Je voelt je... klote.
Ja, klote met de pet op!
Je lacht als een boer die kiespijn heeft.
Je vertelde dat je niet meer zoveel zin in het leven hebt.
Ja. Nou nee. Ik wil nog wel leven, ik... Ja, natuurlijk, dat wil ik nog wel graag. Maar dat is voor Addy ook heel moeilijk. Dat gaat... gaat... Ik weet het zelf niet, joh. Echt niet...
Je zucht weer. Tegenwoordig laat Addy je wat meer je eigen gang gaan, hè?
Ze zit, ze... niet boven op mij. Ja.
Dat moet voor jullie allebei prettig zijn.
Ja. En als ik dan thuis ben, ik zit met mijn postzegels, dan... dan... daar heb ik nog wel wat plezier mee. Ik heb het wel eens verteld, denk ik... ja dat.
Je zou postzegels van je broer ordenen.
Dat gebeurt... Daar ben ik mee bezig.
Ik vind het knap van je dat je Addy dat zeilen zo gunt en het gezelschap van die fysiotherapeut.
Ja Wap, Wop Bob. Bob ja... die is vierentachtig.
Vierentachtig?
Ja, joh. Die... eh... we... nou kijk en nou stop ik want ik weet waar die naar toe gaat, nee... dat moet je niet zeggen.
Is hij ergens heen?
Ja, enne... Ik... kan er niet op komen. Nee, het is niet Cu... Curaçao, maar verder. Ha met vakantie. Hij gaat om... Ik denk om... twaalf... twaalf weken weg. Ja dacht ik, dus niet... nee, nee, wacht even, nee, ja, nee Nozjier

ik kan dat woord niet... even
nadenken, dat ligt boven op mijn...
Aruba?
Arubi nee, weet ik niet. Nee, Sint,
Sint...
Sint Maarten?
Nee.
De Bovenwindse Eilanden?
Nee, hoger.
Ik ben niet zo goed in aardrijkskunde. Suriname? Aruba?
Nee, ja, maar hij is verder weg.
Venezueling...
Venezuela?
Ja, hij wilde naar Venezuela toe.
Dan is hij een ondernemende baas.
Ja, en hij is vierentachtig, joh.
En die is dan nog zo, zo fri, zo vi...
Hij is fris en fit. Hij is ook aardig voor jou, hè?
Jawel, ja, zeker. Hij is bij Addy ook geweest, met zeilen en alles. En ik kan al... al... als zij wat vertellen, Addy en hij, nou dat vind ik leuk.
Dat ze goed met elkaar overweg kunnen.
Dan kan ik nog een beetje praten, ja, ja, nou ja en met die jongen is ook goed hoor, maar... hij is ook leuk met mijn schoonzoon.
Heb je het naar je zin op de dagbehandeling?
Ja... gezelschap goed. Dat weet ik. Maar soms kan ik er niet uitkomen.
Je lijkt meer ontspannen. Word je er vrolijker van?

Absoluut. Nou goed ik bedoel maar... Ik ben in jouw handen... Maar, weet je zo met die auto, ik was eigenlijk, ik was eigenlijk be... boos, want dat hoeft niet, die dingen dat,... die hoeft er niet uit.
Als je niet naar buiten had gehoeven, was je ook niet gevallen.
Precies, dat is het.
Dingen die niet hoeven, moet je gewoon niet doen.
Nee. Maar ja, dan komt die ouwe kracht weer terug... (lacht). Enne, verdomme, enne... Maar ik lag meteen op mijn bek... En ik heb het nog een beetje goed opgevangen.
Heb je altijd zulke sterke vingers gehad?
Ja, joh ik heb sterke handen. Altijd gehad, zelfs Wim... Als ik die een hand geef, als ik wil, dan pak ik hem. Ik heb altijd hele sterke handen gehad, en dat weet Wim ook.
Laat eens voelen. Au! Links is sterker.
Ik zit naast... Er is iets met zijn hersenen. De ziekte van Alz... Alzheimer... Dat is het.
Die man heeft zeker ook Alzheimer?
Ja. Ik mag het niet zeggen, maar. Ja die is ook zo, zo eh... die heeft het ook moeilijk, vind ik.
Bedoel je die voetballer?
Nee, dat is die andere.
Hoe merk je dat die het moeilijk heeft?
Tjaa ... hoe ik dat dan denk. Hij ko... komt een beetje flauw over.

Maar voor mij is die ook heel moeilijk. Voor zichzelf ook.
Herken je in die man een beetje van jezelf?
Natuurlijk. Ja wat dacht je, ja... en toch kan ik met hem praten en... eh ja... dat gaat wel. Nou ja..., ik weet dat ik heel klein ben, hoor.
Bedoel je dat je achteruitgaat?
Ja, zeker. Dat er steeds minder van mij overblijft. Ja. En als ik een kopje wil pakken... en dan pak ik weer de verkeerde, en alles. Het is een rommeltje bij me. En soms is het wel goed, enne, ik kan wel ankaven, en zo. En soms, dan denk ik: Verdorie, wat ben ik nou aan het doen. Ja, dat is het. En dat is gewoon eerlijk wat ik tegen je zeg. En dan wil ik wel huilen, maar dat wil ik eigenlijk niet doen. Dat snap je toch wel? Jawel, he?'
Toen je laatst was gevallen, heb je hard gehuild, zei Addy. Ze houdt veel van je. En ze heeft ook medelijden met je.
Dat weet ik ook wel. En dan wil ik ook graag dat... Eh... Addy ook nog eens weg kan. Met... eh een reis of zo... Ja. En... eh ...
Je wilt ook nog steeds voor haar zorgen. Je hebt veel voor haar over, hè?
Nou... (bedenkelijk) Ja, toch wel, maar het is voor mij een grote boog... en bult hoor.

Voelt het als een grote berg waar je niet overheen kan?
Ja. Ik kan wel lachen. En ik lach ook nog wel, daar ben ik blij over, dat zal ik je vertellen, maar het is moeilijk. Ik heb dat niet zo gezien dat het zo... ga... gaat.
Het valt niet mee, hè? Welk gevoel overweegt op dit moment? Angst, verdriet, boosheid?
Een mengmoes... mengeling zou ik zeggen.
Angst?
Ja, dan wil ik wel veiligheid hebben, voor mezelf... ja... Nou ja... Ik kan... kan... een krant... die lees ik niet meer. En een boek, ja, dat heb ik wel, maar dan boeken met... eh... boeken met plaatjes, en zo. Dan herken ik niet allemaal, met vogels, enne...
Je zei net: een beetje bang, een beetje boos, een beetje verdriet. Bedoel je paniek?
Soms ja... en verdriet. Dat moet ik voor mezelf houden. Boos ben ik...
Addy zei: 'Goh, wat moet dat in de toekomst?'
Wat vind je zelf?
Ja... dat... moet ik hier komen? Nou, daar heb ik geen zin in, hoor... Absoluut niet...
Bedoel je: opgenomen worden in het verpleeghuis?

Ja. Dat wil ik niet... Nee, zeker nog niet...
Dat is beslist nog niet aan de orde.
Nee... maar voor mij wel. In gedachten... Nee, en dan... Nee... Daar heb ik geen zin in. Nee, hoor. Zover is het nog niet. Absoluut niet. Dan wil ik al wel wat minder doen... Als ik nou een beetje d'r bij ben, hè. (zucht)
Je hoort er nog bij en je bent nog goed bij de tijd.
Zeker weten. Ja... dat is moeilijk om daar...
Als dat niet meer het geval is, zal ik het je ook zeggen.
Ja. Dat is eerlijk... Dat is... Een beetje... ook troostend. Ik ben gewoon blij dat je praat zo. Dat vind ik wel leuk. En dat is ook echt. Dat weet ik.
Waarom vind je dat prettig?
Nou... dat... ja... Als ik ga praten, dan ben ik zo wat niet te stoppen, hè. Ja... nou ja... en dat wil ik nog, en dat wil ik nog, en... maar er is niet zoveel meer, hè?
Wat zou je nog willen?
Dat weet ik niet. Nee. Ik wil wel, maar ik kan niet meer. Dat is het... Ik ga niet als Addy, Addy weg wil met... zeilen naar Venezje, Venezuela... Nee Aruba... met...
Hij is een ondernemende baas. Even
actief nog als zijn zoon. Goed geconserveerd heet dat.
Ja, joh. Vierentachtig is hij. Wat dacht je, nou. Dat vind ik nou zo lullig, hè, dat hij nou... nee, hij niet. ... dat hij dat kan, dat vind ik mooi voor hem, maar voor mij is het (grinnikend) lullig. Ja, toch?... Ik ben niet... Ik ben niet jaloers, dat is, dat heeft afgedaan, nee dat is... Maar op het moment dat ik iets wil doen, dat ik wat wil, nou dan kan ik het niet pakken, hè, of bedenken. Snap je? Dat is zo hoor! Wat moet je doen? Je zit met je mond vol handen. Dat is het. En dan, op een gegeven moment, nou dan..., dat molentje gaat draaien...
In bed, in de tuin, bij het aankleden...
Ja, dat realiseer ik me ook wel (zucht)... Ik had niet gedacht dat het zo, zo zou lopen...
Dat het zo snel zou gaan?
Dat ik zo... wat... wat... Weet je, ik kan wel denken, maar het niet uitvoeren, soms hè (staat op). Nee, dat lukt niet. Zie je, dat kan ik wel proberen, maar dan heel voorzichtig, anders lig hij op de grond. Zie je, en dat is zo vervelend. Ja, ja, nee, maar dat, eh... Dat komt wel goed met die twee. Ik bedoel... als er weer wat is met Addy en die... Laat ze maar gaan. Dan heeft Addy ook wat. Snap je?

Weet je wel? Kun je het begrijpen?

18 januari 1996

Zojuist vertelde je mij dat je het gevoel had uit de dood herrezen te zijn. Wat is er precies gebeurd?
Ik kan wel weer lachen. Een paar nachten heb ik helemaal lopen spole, spoken en zo. Enne. Och, ik was zo bang, jongen.
Je was bang?
Ja. En je eigen bed, een beetje aan een kant.
Een vreemd bed?
Ja. Ze doen het goed hoor, die mei... En ik begrijp het ook wel.
Ze hebben hun best gedaan.
Ja. Twee nachten heb ik gehad dat ik dacht. Nou, toen heb ik gehuild, jongen, als een idioot. En de meisjes, die heb ik ook gezegd: Ik kan het niet, ik kan het niet.
Het gebeurde je gewoon. Het ligt niet aan jullie. Dacht je. Maar?
Ze waren wel goed, maar... tja, en ik was iedere keer dan hier weer, dan daar weer. Het was een chaos. Absoluut.
Niet alleen in je hoofd. Want het was ziekenhuis in en ziekenhuis uit.
Ik werd gek, joh. Ja, ik kan het wel vasthouden, maar... (diepe zucht). Het heeft heel wat gekost.
Veel energie, hè?
Ja, nou. Dat, dat moet je niemand aanbreien, hoor. Dat is zoveel dat beurt. Dat, dat is verschrikkelijk. Er gebeurt al zo veel. Maar daardoor gebeurt er nog veel meer. Herinneringen. Dingen van vroeger. Niet zo. Dat heb ik niet zoveel gehad. Maar wel dat me iedere keer malen, van wat doe ik nou, wat kan ik doen, en wat kan ik niet kan en alles. Nou, daar was ik hoogst. Daar ben ik zo blij, dat ik niet, nee niet. Ik ben dan blij, dat ik ben nog niet hoever, zover... van wat, wat ik kan doen. Ik snap dingen. Snap ik nog niet. Nee.
Ik ben je zojuist komen halen, in de dagbehandeling. En vandaag is het donderdag. Precies een week geleden waren jullie achtendertig jaar getrouwd!
(...)
Volgens mij heb je nu nog steeds het gevoel dat je door het oog van de naald bent gekropen.
Ja. Ik kan, kan het nog niet over... Ik vind het zo erg dat het gebeurd is. Dat ik gevallen ben. Het zijn nou twee keer...
Je was hier in huis gevallen. Daarna ben je de hele dag in het ziekenhuis geweest.
Dat kan ik niet, eh. Ik was net, net, nou ja. Ik snap er niks van. Die zusters die mij gewast, gewassen hebben. Dat ze me dat... ik huilde

gewoon dat, dat ze met me bezig waren.
Een tijdje terug was je ook al eens gevallen. Ik kwam je tegen in de gang toen ze je even op bed legden. Je zag spierwit. Je fluisterde: Ik wil nog niet dood.
O ja. Dat is goed. Ik wil snappen wat met mij. Natuurlijk. Maar dit was zo, zo. Ik was, ik denk wat, wat waar ben ik nou weer mee bezig. Ik weet, ik ben hotten en stukjes weet je wel.
Hier, steek een sigaret op. Je bent nog steeds aan het bekomen van de schrik. Je vroeg me op de gang ook wat de schade was. Volgens mij ben je goed hersteld.
Gelukkig. Nou ik. Onkruid. Onkruid. (lacht) Ja.
Als Addy op vakantie wil, kun je hier worden opgenomen, heb ik je verteld. Je zei toen: 'Ik doe wat je adviseert.' Nu heeft ze haar hand gebroken. Je kunt hier blijven. Een kamer alleen.
Dat is rustiger. Maar dat huilen, joh, dat huilen, ik huilen, ik wist het niet meer (huilt). Water, water, water. En ik was bang, als ze me me wassen met water, en zo was het of ze ze me me willen ver... ver...
Vermoorden?
Ja. Zo had het gevoeld, verzuipen. En ik ben toch bezig geweest met dingen! Ik heb, ik ben ergens geweest, enne daar was een grote kerk. Een grote kerk, en die mensen willen mij allemaal pakken, weet je wel, zo. Enneeh, ik had daar ook een sigaret, en echt iedereen die wilde mij pakken. En toen... eh, heb ik gehad dat... eh... eh, een hele hoop mensen, die wilden mij pakken. Dat is heel gek.
Wilden ze je pijn doen?
Nee, maar ik heb ook nog een burgemeester met gepraat. En die. En die en daar heb ik mee, eh gesproken.
Heeft die wat voor je gedaan?
Ik heb wat gepraat met die burgemeester en zijn zoon, heel gek, en ik... Ja... en er was wat gebeurd bij iets, die burgemeester met nog iemand, die kwam bij mij, die burgemeester. Dan gaan we dat eens even recht maken.
Dat kan ik me best voorstellen. Die heeft die anderen natuurlijk weggejaagd.
Ja. En toen heb ik met die burgemeester nog wat beet gehad.
Gek, hè?
Samen iets drinken op de goede afloop.
Maar ik, ik dat is. En dat ik echt dacht, ja, dat die burgemeester en zijn zaan, za, nee, zijn zoon... Toen zegt hij zo ongeveer van... Eh dit. Ik snap het niet. We gaan eh, en een glaasje wijn erbij. En dan ben je van de zaak even af, weet je wel.

En dan dacht ik: Nou, dat komt wel goed. Kun je je dat voorstellen?
Een borrel op de goede afloop. Dat is een hoopvolle gedachte.
Ja. En ik heb ook een hele diepe gat gehad, een heel diep gat. Daar werden allemaal maar mensen in gegooid. Hoeveel, dat weet ik niet. En die mensen, die wilden er weer uit.
Ze probeerden eruit te klimmen, maar werden weer terug geduwd?
Ja. En op een gegeven moment, toen moest ik een touw vasthouden. Ja, het is misschien. J..., ik vertel maar wat. En daar waren mensen, en die pijp zeg maar, en daar moesten wij ons aan vasthouden. Want anders donderde je helemaal weg. Een hele diepe pit, eh. Nou, en toen had ik het zo benauwd, oh jongen! Want ik heb ook gehuild hier, op de....
Tenminste dat moet wel.
Wat moet wel?
En met die burgemeester, ik heb die... Er ook nog een naam bij gehad. Maar die ben ik kwijt. Nou, en toen moest ik een sleutel opendoen... Erg koud. (begint te huilen) Je wordt er koud van. Doodsbang werd je. En toen... Daar waren heel veel mensen om mij heen en daar zat een gat, heel diep, en daar moesten we vasthouden, anders waren we nog dieper. Kun je je voorstellen?
Het koude zweet brak je uit?
En dan moest ik me vasthouden, want anders was je verloren. En ik schijn. Ik was... was zo bang! Dat kan je je niet... datte mote was. Oh, hou op! Tenminste dat moet wel.
Ja, en met die burgemeester, ja, ja. Ik heb daar ook nog een naam bij gehad, maar die ben ik kwijt. Nou, en moest ik wat op mijn schoenen, moest ik uitdoen en toen moest ik een sleutel opendoen. Ik word te koud van nog weer (begint luid te snikken). En... enne sleutel.
Doodsbang was je.
Ja. En er waren heel veel mensen, he, heel veel mensen om mij heen, enne... een gat... gat, heel diep, en daar moesten we vasthouden, anders waren we nog dieper.
En dan moest je dat touw, eh vasthouden. Ja, want anders was ik wel verloren. Ik schijn, jonge, jonge, ik was zo bang, dat kan ik niet. Dat dat nog mote was.
Wist je niet dat je zo bang kon zijn?
Precies. En dan heb ik nog een hele... die manen heb ik ook nog gezien.
Het was helder en volle maan.
Ja en, enne daar waren mensen die helemaal goed met me zijn. En toen kregen we een heel diep giep giet

gat. En dan moest je je vasthouden om met die touwen. Want anders dan...
Verdween je. Dat was linke soep.
Ja. En dan zei ik tegen mezelf: Vasthouden, Hans, want anders is het afgelopen. Ik kan het (zucht) zo weer voorvertellen.
Je ziet het zo voor je. Je kan het zo navertellen.
Nou, die burgemeester, nog een keer, die zei van met zijn zoon, nou ik moest ook nog een keer met eh iemand naar de burgemeester. En hoe zat dat nog weer? Ik kreeg een sleutel, geloof ik. Enne. Nou, goh, ik heb nog nooit zo gegedruimd, gedroomd. Ik was kapot, jongen. Zo veel! Ja, het water was. Ja, misschien ook wel van het wassen, dat ze dingen. Maar dat ze. En wat ik allemaal verteld heb, denk ik bij mij. Die twee meisjes hebben het heel lullig gehad. Want ze hebben een of twee of drie bedden op mijn gelegd. Zo, zo heb ik dat gevoeld.
Vind je dat je voor enkele mensen knap lastig bent geweest?
Absoluut, twee meiden, en ik weet niet wie ze weten. Ik was daar zoooo, ik weet niet. Ik ben als een idioot te te, denk ik. Ik weet het niet. En ik heb nog... Gevist.
Heb je ook nog gevist?
Ja. (lacht) Ik had niks gegeten...
En ik heb toch ook mensen vast. Dat waren van van ...zulke dingen. En dat kwam zo hier, en dan had ik. Ik had eten genoeg, weet je wel. Gek, ik heb nog nooit zoiets...
Ging je vaak vissen?
Ja, maar dat is heel lang geleden ... De oorlog.
Vissen om iets te eten te hebben?
Ja, want eh. Wat voor soort, dat weet ik niet. Er zijn zoveel dingen door mijn hoofd gegaan. Ik weet het niet. Dat eh (diepe zucht).
Was je alleen aan het vissen?
Eh, even denken, ja, dat weet ik niet.
Onderweg naar mijn kamer kwamen we Addy tegen. Ze zei tegen je: 'Wat leuk dat je lacht.' Daarna hebben we even gepraat, je hebt af en toe gehuild, en je was bang. Je had iets van terug van bijna dood geweest.
Ja. En ik moest dat touw ook vasthouden, anders donderde ik zo in het gat. Vechten, was dat ook. Ik weet het wel, maar ik kan niet, kan het niet op een rijtje krijgen. Dat lukt niet.
Is meneer Van Arnhem ook naar de dagbehandeling gekomen?
Die is er niet vandaag. Hij is weg vandaag.
Wat heb je van hem gekregen?
Een boekje. Een boekje van de marine.

De schrijver is een speciaal iemand voor je, geloof ik.
Ja, dat is Wessels.
Wessels? Was die sergeant, commandant, of?
Een commandant. (Begint zachtjes te huilen en kan niet ophouden.)...
Ik ben ook altijd zo bang geweest op die... onderzeeboot. Heel vaak. Ja, en dan is het. Is het verdringen, hè? En dat komt dan bij me boven, ja!
Ik denk dat die ervaring zich in het weekend heeft herhaald. En toen dacht je: we vergaan met die onderzeeboot. Was die Wessels een commandant van jou?
Ja. Ik stond altijd aan de periscoop. Ja, gek hè. Ik moest... van hem altijd aan die...koko, nee, wacht even. Ko, ko, ach nee, bier, dat kocht ik altijd in. Dat was voor mij glazen sigaretten, dat moest ik er ook bij, maar we hebben ook wel eens op de boot geekt, nee op de bodem gelegen.
Op de bodem van de zee?
Precies. Want een ander schip, die dan van van de schepen, van die zit daar, een die zit daar. Weet je wel? Kun je het begrijpen?
Het is oorlog. Je ligt in diep water. Bijna een ongeluk. Nou, ik zou niet durven.
Nee!... helemaal niet. Maar wel met, eh diep. Nee, het zou ook nog wel dat het nu pas pas naar boven komt.
Dat is mogelijk.
(Hij zucht, steekt een sigaret op. We drinken koffie.)

7 Intimiteit en seksualiteit

Uit de praktijk

'Meneer Staveren is een halfjaar geleden bij ons komen wonen. Hij schijnt al enige jaren lichte dementeringsverschijnselen te vertonen. Maar zolang zijn vrouw gezond was, leverde dat geen grote problemen op. Toen zij ziek werd en later overleed – dat is nu een jaar geleden – bleek zijn toestand toch wel ernstiger. De huisarts meldde hem aan bij de Riagg en zo kwam hij ten slotte hier.' Aan het woord is Minke Hermans, hoofd verzorging van een verzorgingshuis. 'In het begin vonden de verzorgenden meneer Staveren een aardige man. Hij had iets hulpeloos over zich, leek absoluut niet te snappen waar hij was, maar schikte zich in alles. Hij had wat begeleiding nodig met wassen en aankleden in de vorm van alles klaar leggen, op volgorde, en zeggen wat hij moest doen. Maar dan kwam het ook allemaal best voor elkaar. We hebben hier een mogelijkheid voor gemeenschappelijke maaltijden en gezamenlijk koffie drinken. Hij ging daar niet uit zichzelf naartoe, maar als hij gehaald werd en er eenmaal zat, had hij het best naar zijn zin. We hebben hier merendeels dames en die konden goed met hem opschieten. Omdat hij verder op zijn kamer alleen maar zat te zitten, niet las, geen tv keek en ook niet de gang opging, liepen verzorgenden vaak even bij hem binnen voor een praatje. Maar na korte tijd kwam er een verandering in hun houding. Ze liepen niet meer spontaan bij hem binnen en ik merkte een bepaalde terughoudendheid om hem te helpen. De reden daarvoor kwam tijdens een teambespreking aan het licht. Meneer werd nog wel eens handtastelijk. Hij kon opeens een verzorgende beetpakken en naar zich toetrekken. En omdat hij sterke handen had, was het moeilijk los te komen. Eerst wilde de een dat de ander niet laten weten, omdat ze dacht dat ze de enige was tegen wie hij zo deed. En Riek, die hem meestal hielp toen ze hier nog werkte, had er helemaal geen moeite mee. Ze kwam uit hetzelfde dorp als hij en ze konden altijd heel gezellig praten over allerlei gemeenschappelijke kennissen. Als hij haar vastpakte, was dat om zich in evenwicht te houden of gewoon omdat er een soort vertrouwen was ontstaan. Dat was haar uitleg. Ze haalde hem ook wel eens aan, want hoewel hij nooit over zijn vrouw praatte en hun gesprekken altijd oppervlakkig waren, had ze in haar hart met hem te doen. Doordat Riek graag naar hem toeging en nergens last van leek te hebben, weerhield dat de anderen er juist van om te zeggen dat ze moeite met hem hadden. Maar toen het hek eenmaal van de dam was, kreeg ik steeds meer verhalen te horen en besloot ik hem aan te spreken op zijn gedrag. Dat hij het misschien niet zo bedoelde, maar dat de verzorgenden niet gediend waren van zijn handtastelijkheden. Hij stemde meteen volmondig met me in. Dat het geen pas had de meisjes lastig te vallen. Hij kende mannen die hun handen niet thuis konden houden. Maar hij had gelukkig nooit een vrouw lastiggevallen. Toen ik zei dat hij dat nu dan toch wel deed, keek hij me heel verbouwereerd aan en zei dat hij er niet aan zou durven denken. Was hij het vergeten of was de verklaring van Riek de juiste?

Een paar weken geleden heeft hij waarschijnlijk een kleine beroerte gehad. Daarom wordt hij 's ochtends op bed gewassen. Maar bijna niemand wil hem nog helpen. Telkens als hij van onderen wordt gewassen, krijgt hij een erectie. En soms treffen ze hem aan terwijl hij bezig is te masturberen. Als ze dan weggaan en na een tijdje terugkomen om hem te wassen, is het meteen weer raak. De ene verzorgende is daar wat nuchterder in dan de andere, maar iedereen vindt het gênant en sommigen voelen zich ook gebruikt. Als ik maar enigszins kan, help ik mee met het wassen om vooral de anderen het gevoel te geven dat ze er niet alleen voorstaan. Niet om te laten zien hoe je met deze situatie om hoort te gaan, want ik weet dat ook niet. Ik ben nogal nuchter. De man beseft misschien niet wat hij doet, het is een natuurlijke zaak. Maar ik vind het op zijn zachtst gezegd onappetijtelijk om er getuige van te zijn. Ik haal liever iemand uit de ontlasting.'

Opzet van het hoofdstuk

In dit hoofdstuk komt allereerst de belevingswereld van de dementerende aan bod en de wijze van communiceren die daarmee samenhangt. Uitgangspunt daarbij is dat dementerende mensen dezelfde behoeften hebben als andere mensen. Verschillen in de wijze waarop zij die uiten of vervullen, hangen samen met verschillen in generatie, levensloop en geslacht. Aanraken blijkt voor veel dementerenden een belangrijk communicatiemiddel te zijn. Verzorgenden kunnen dit gedrag van een dementerende niet altijd goed plaatsen en krijgen te maken met hun eigen reacties op diens gedrag. Daarin speelt ook de duur van de relatie een rol. Vervolgens komt de kern van de kwestie aan bod. De broodnodige intensieve lijfelijke nabijheid suggereert namelijk intimiteit, terwijl die er (nog) niet is of hoeft te zijn. Deze verwarring kan tot communicatieproblemen leiden en tot ongewenste intimiteiten. Ten slotte komt naar voren dat bij verzorgenden niet alleen beeldvorming over ouderdom en seksualiteit een rol spelen, maar ook de eigen waarden en normen. Deze bepalen voor een groot deel de grenzen van de lichamelijke intimiteit in het contact met dementerenden en de wijze waarop verzorgenden omgaan met seksueel gedrag, met handtastelijkheden en met ongewenste intimiteiten.

Inleiding

Naarmate het dementieproces voortschrijdt, wordt het contact tussen verzorgenden en dementerenden intiemer. De afnemende geestelijke vermogens van de dementerende persoon verhinderen dat deze volgens geijkte patronen communiceert en zich uitdrukt. Hij is steeds meer aangewezen op non-verbaal gedrag om uit te drukken wat hij denkt, bedoelt, wil en voelt. Zijn gedrag en emoties komen zo steeds meer in elkaars verlengde te liggen. Maar dat niet alleen. Er is alle reden om ervan uit te gaan dat dementerende mensen, net als ieder van ons, behoefte hebben aan tederheid en warmte. Gelet op het voorafgaande zullen zij dat steeds directer en minder verhuld laten merken. Wanneer verzorgenden daarmee in aanraking komen, kan dat gemengde gevoelens bij hen oproepen wanneer ze de vraag naar aandacht en warmte aanzien voor een verlangen naar seks. Het contact met dementerenden wordt ook intiemer doordat de dementerende steeds afhankelijker wordt van hulp, niet alleen op het terrein van praktische, maar vooral ook van emotionele ondersteuning. Daardoor treden verzorgenden, gevraagd of ongevraagd, langzaam de intimiteitssfeer van de dementerende binnen. Dat kan ook bij dementerende mensen gemengde gevoelens oproepen.

In hoofdstuk 3 is geprobeerd dementie van binnenuit te beschrijven, dat wil zeggen vanuit de belevingswereld van de dementerende. Door een stap verder te gaan dan het enkel en alleen opsommen van verschijnselen van dementie is getracht een aanzet te geven om de gedragingen van demente mensen niet slechts te beschouwen als gestoord gedrag maar als gedrag waaruit ook het zoeken naar betekenis en zin spreekt. Dementerenden blijken langer dan wij geneigd zijn te denken betrokken te blijven bij wat hen overkomt. Nemen we dit als uitgangspunt, dan is het voor verzorgenden zaak om de betekenis en de zin van diens gedrag te achterhalen. Dit kan door je een voorstelling te maken van de belevingswereld van de dementerende maar vooral door ervan uit te gaan dat aan dementerende mensen net als aan verzorgenden 'niets menselijks vreemd' is.

Het contact met de buitenwereld

Het geleidelijke verlies van de geestelijke vermogens bemoeilijkt voor de dementerende de communicatie. Als de geijkte betekenis van woorden verdwenen is, als bepaalde voorwerpen onherkenbaar en dus 'nieuw' zijn geworden, als hij midden in een zin niet meer weet wat hij wilde zeggen, dan zullen de zintuigen meer dan voorheen als 'kenners' van de wereld om hem heen moeten fungeren. De handen moeten een voorwerp eerst aanraken en voelen om (weer) te ontdekken wat het voorstelt of waar het toe dient. De ogen worden weer als die van de ontdekkingsreiziger die van de ene verbazing in de andere valt omdat hij de dingen die hij ziet niet kan herkennen of weet te plaatsen. Tasten, ruiken en proeven zijn voor de dementerende (opnieuw) instrumenten om het contact met de wereld om hem heen te kunnen handhaven. Als de dementerende steeds minder een beroep kan doen op zijn denkvermogen, zal hij noodgedwongen een groter beroep doen op de zintuiglijke waarneming. Het is horen, zien, voelen, ruiken en proeven om te overleven. De dementerende moet langzaam overschakelen op de non-verbale 'piloot'. Hij gaat als het ware steeds zintuiglijker, zinnelijker om met zijn omgeving. Zijn tanende geestelijke vermogens leiden er haast vanzelf toe dat aanraken een levensbelangrijk middel tot contact wordt.

BEHOEFTEN EN COMMUNICATIE

Ook al zijn iemands mogelijkheden tot zelfverwerkelijking, waardering, liefde en ergens bijhoren verdwenen, dan zal er altijd nog een aantal heel basale behoeften overblijven. Dat zijn niet alleen de fysiologische behoeften zoals eten, drinken, slapen, ontlasting hebben, beschutting, beweging en seksuele prikkels maar ook de behoefte aan veiligheid en geborgenheid. Demente mensen zullen naarmate het dementieproces vordert deze behoeften proberen te vervullen door zich steeds meer non-verbaal uit te drukken. Daarbij is aanraken het communicatiemiddel bij uitstek.

Ieder mens zal op zoek gaan naar vervulling van zijn basisbehoeften. De wijze waarop deze behoeften echter kenbaar worden gemaakt en bevredigd worden en de wijze waarop we op andermans behoeften reageren, is niet alleen per generatie of cultuur, maar ook van mens tot mens verschillend. Dat geldt zowel voor dementerenden als voor verzorgenden.

TIJDSPERIODE: GENERATIES

Mensen zijn mede het product van de tijdsperiode waarin zij opgroeien. Zij zijn onderhevig aan de tijdgeest en aan cultuur- en plaatsgebonden waarden en normen. Behorend tot een bepaalde generatie zullen zij hun algemeen menselijke behoeften ervaren en uitdrukken op een voor die tijd en die plek passende wijze. Zo zijn bijvoorbeeld de opvattingen over relaties, uitgaan, het huwelijk, homoseksualiteit en zelfbevrediging gebonden aan een tijdsperiode en een samenleving of cultuur. Vroeger werd het als ongepast beschouwd als een meisje een jongen openlijk probeerde te versieren. Tegenwoordig kunnen vrouwen daarin veel actiever zijn zonder meteen voor 'hoer' te worden uitgemaakt. Vroeger was het niet mannelijk als een man openlijk zijn behoefte aan genegenheid en warmte toonde. Vandaag de dag zien sommigen het juist als een voordeel als een man zijn gevoelens kan uiten. Tegenwoordig komt het vaker dan vroeger voor dat jonge kinderen hun ouders in hun blootje zien. Bloot in het gezin maar ook op de tv is meer geaccepteerd en wordt normaler gevonden dan vroeger. Was naturisme voorheen een zeldzaamheid, tegenwoordig is het zo sterk gegroeid dat er zelfs een hele vakantie-industrie op gebouwd is. In de oudere generatie van nu komen echter nog heel wat echtparen voor die elkaar nooit bloot hebben gezien en die elkaar ook nooit in het openbaar zullen liefkozen. Vroeger waren er bepaalde dingen 'waar je niet over praatte'. Tegenwoordig ontkomt niemand aan de 'vrij veilig'-campagne in het kader van de aidsbestrijding. Met andere woorden: de oudere generatie is opgegroeid met andere normen en waarden dan de jeugd van tegenwoordig. In het algemeen lijkt het erop dat jongeren tegenwoordig wat gewoner en openlijker met hun lichaam omgaan.

INDIVIDUELE LEVENSLOOP

Mensen zijn ook het 'product' van hun individuele levensloop. De wijze waarop mensen hun algemeen menselijke behoeften ervaren en uitdrukken, wordt niet alleen bepaald door het gezin waarin ze opgroeien maar ook door de partner die ze later treffen. De wijze waarop mannen en vrouwen hun behoefte aan intimiteit of hun seksuele verlangens leren uitdrukken, wordt mede bepaald door de manier waarop de partner daarmee omgaat en door de manier waarop men met elkaar daarover kan communiceren. Ook wat er allemaal heeft plaatsgevonden in de ontwikkeling van kind tot adolescent speelt daarbij een rol. Wordt zo'n ontwikkeling verstoord door bijvoorbeeld incest, geweld of verkrachting, dan zal iemand minder open kunnen reageren op aanraking of lichamelijke toenadering van anderen. Het is niet alleen seksueel geweld waardoor iemand zich op het affectieve vlak, dus ook in zijn seksualiteit, niet op een evenwichtige wijze kan ontplooien. Oorzaken kunnen ook liggen in ernstige minderwaardigheidsgevoelens, affectieve verwaarlozing of maatschappelijke afzondering. Affectieve verwaarlozing kwam bijvoorbeeld nogal eens voor in heel grote gezinnen en in intellectuele milieus. Bij maatschappelijke afzondering valt te denken aan nonnen en paters, schooljuffrouwen, verpleegsters, het rijkeluiszoontje, het armeluiskind dat geen tijd voor spelen had en zo snel mogelijk mee moest helpen de kost te verdienen, het kind met de chronische aandoening (bijvoorbeeld tuberculose) en de dochter die voorbestemd was bij de ouders te blijven als oudedagsvoorziening. Bij veel dementerenden die nu verzorgenden tegenkomen, hebben deze aspecten een rol gespeeld in hun levensloop, dus ook in hun ontwikkeling en gedragsmogelijkheden van nu.

VERSCHILLEN TUSSEN MAN EN VROUW

Het is moeilijk te bepalen in hoeverre verschillen tussen beide geslachten in de wijze waarop bepaalde behoeften worden geuit, gekoppeld zijn aan biologische verschillen of aan verschillen in de opvoeding. In het laatste geval worden man-vrouwverschillen natuurlijk ook bepaald door de tijdsperiode en de cultuur waarin iemand is opgegroeid. Er wordt wel beweerd dat bij vrouwen, meer dan bij mannen, een intieme relatie voorwaarde is voor een bevredigend seksueel contact. Anderen bestrijden dat. Duidelijk is wel dat in de oudere generatie, waarin anticonceptie nauwelijks mogelijk en grotendeels taboe was, vrouwen grotere risico's liepen. Het is de vraag in hoeverre het risico van ongewenste zwangerschap voor het huwelijk een domper zette op de zin in vrijen. De ongewenste zwangerschap tijdens het huwelijk lijkt echter bij veel vrouwen weerstanden te hebben opgeroepen die nog in het heden doorklinken. Mevrouw Donkers uit hoofdstuk 2 maande Ria dagelijks om geen kerel te vertrouwen. 'Het zijn allemaal schurken en ze willen maar één ding.' Voor veel oudere vrouwen van nu was echter ook de menopauze een heel moeilijke periode, ondanks de opluchting niet meer zwanger te kunnen raken. Menigeen voelde zich opgebruikt, uitgewrongen en aan de kant gezet. Nog zo'n uitspraak van mevrouw Donkers was: 'Tegen de tijd dat je 36 bent, moet je gaan uitkijken. Dan word je ingeruild voor twee van achttien.' Of mannen en vrouwen al vanaf hun geboorte wezenlijk verschillen in hun affectieve en seksuele behoeften is niet met zekerheid te zeggen. De toekomst zal dat misschien leren na een paar generaties van emancipatie. De oudere vrouwen van nu hebben echter bepaald een andere leerweg gevolgd dan de oudere mannen van nu in hun affectieve ontplooiing. Ook in de erotische literatuur kun je op verschillen stuiten. Beschrijvingen van seksuele gevoelens bij vrouwen door vrouwen levert een ander beeld op dan als ze door mannen zijn geschreven. Omgekeerd is dat ook het geval. Mannelijke seksualiteit door de ogen van de vrouw is waarschijnlijk iets anders dan door de ogen van een man. Verschillen kom je ook tegen in de verzorging. Bij dementerende dames constateren verzorgenden over het algemeen meer schaamtegevoel om zich te wassen of uit te kleden in het bijzijn van anderen. Dit geldt met name wanneer de verzorgende een man is. Dementerende mannen daarentegen zijn meestal niet bang voor verzorgsters.

Non-verbale communicatie

In de loop van het dementieproces wordt aanraken een steeds belangrijkere vorm van contact en communicatie tussen de verzorgende en de dementerende. De toenemende afhankelijkheid brengt met zich mee dat de verzorgende de dementerende steeds meer aanraakt. Op de tweede plaats wordt in de loop van het ziekteproces aanraken voor veel dementerenden het communicatiemiddel bij uitstek. En op de derde plaats blijft de dementerende een mens met menselijke behoeften. De wijze waarop de dementerende deze behoeften ervaart en uit, is mede beïnvloed door verschillen in geslacht, tijdsperiode en levensloop. Dat geldt ook voor de wijze waarop de dementerende de aanraking van de verzorgende beleeft. Zowel wat betreft de praktische verzorging van dementerenden als in de mogelijkheid ze te kunnen 'bereiken', is non-verbale communicatie voor verzorgenden een belangrijk en niet zelden het enige middel om in contact te blijven met dementerende mensen. En ook bij verzorgenden is de wijze waarop zij zich in het contact met de dementerende uitdrukken en de wijze waarop zijzelf op aanraking reageren beïnvloed door geslacht, tijdsperiode en levensloop. Daarom is de ene verzorgende de andere niet.

COMMUNICEREN: UITDRUKKEN EN INTERPRETEREN

Iedereen is op een of andere manier wel eens betrokken geweest bij een misverstand. Je zegt iets wat je niet bedoelt, of wat je zegt wordt verkeerd begrepen. Het is niet altijd even gemakkelijk om precies uit te drukken wat je duidelijk wilt maken. Juist interpreteren wat de ander bedoelt, kan net zo moeilijk zijn. Soms zijn de gevolgen van dergelijke misverstanden nauwelijks het vermelden waard en soms niet te overzien. Dat geldt misschien wel in sterkere mate voor non-verbale communicatie waarin lichaams- of gebarentaal een grote rol speelt. De bedoeling van aanraken of aangeraakt worden is soms meteen duidelijk. Bijvoorbeeld wanneer iemand een arm om je heen legt als je huilt. Soms is het niet altijd even duidelijk wat er met een aanraking bedoeld wordt. Non-verbaal communiceren kan zo een bron van misverstand zijn. Ook binnen de non-verbale communicatie kunnen communicatieproblemen ontstaan.

DE BETEKENIS VAN INTIMITEIT

Intimiteit is afgeleid van het Latijnse 'intimus', wat de overtreffende trap is van 'in', het meest naar binnen, bijvoorbeeld het verst doorgedrongen achter de verdedigingslinies of, als dat woord bestaat, het 'allerinnerlijkst'. Het is voorstelbaar dat een mens verschillende zones om zich heen heeft. Een buitenste zone voor oppervlakkige contacten, een middelste zone voor diepergaande contacten en ten slotte de binnenste zone. Dat is eigenlijk de binnenste verdedigingslinie. Daarbinnen heb je geen verweer meer. Daar vertrouw je je onvoorwaardelijk toe aan de ander. Natuurlijk speelt concrete afstand, uit te drukken in centimeters en meters, een rol. Maar dat hoeft niet altijd het geval te zijn. Het uitwendig aftasten van het lichaam door een arts, zelfs het inwendig onderzoek, vindt in het algemeen plaats in de zone van het oppervlakkige contact. Tijdens het wassen zoekt de verzorgende in de regel wel een warm en geruststellend, maar geen indringend contact. Het begrip 'intimiteit' wordt tegenwoordig bijna onverbrekelijk gekoppeld aan seksualiteit, vooral als het gaat om ongewenste seksuele toenaderingen. Wat daar zo afstotelijk aan is, is natuurlijk niet dat de avance op seksueel terrein ligt, maar dat er een minachting uit blijkt voor iemands integriteit, dat iemands grenzen genegeerd worden. Seksuele relaties hoeven helemaal niet intiem te zijn, maar juist wanneer ze dat wel zijn, zullen de partners elkaars veiligheidszones respecteren. Een dementeringsproces gooit echter die zones door elkaar. De grenzen tussen binnen en buiten vervagen. Ook bij de verzorgende kunnen, door diens emotionele betrokkenheid bij de dementerende, seksuele grenzen worden verlegd. Wie veel van zichzelf geeft, is nu eenmaal kwetsbaarder en weerlozer. Maar ook zonder een intense betrokkenheid op een ander, kan die onverhoeds achter je verdedigingslinie komen. Dat kan die ander expres doen. Dat is dan schofterig. Maar het kan ook onbedoeld gebeuren.

Als meneer Staveren een verzorgende beetpakt, wat bedoelt hij daarmee of waarom doet hij dat? In het verhaal van hoofd verzorging Minke Hermans wordt duidelijk dat dit 'beetpakken' voor meerdere uitleg vatbaar is: steun bij het (her)vinden van zijn evenwicht, blijk van genegenheid, behoefte aan intimiteit, een seksuele handeling enzovoort. Eveneens wordt duidelijk dat de houding van de verzorgende bepaald wordt door de uitleg die hij eraan geeft of de betekenis die hij eraan hecht. Zaken die hun reactie mede kleur geven zijn bijvoorbeeld het onverwachte van het beetpakken, de kracht waarmee meneer Staveren dat doet en of hij een goede bekende is. En niet te vergeten of hij de verzorgende misschien voor zijn vrouw houdt. Dan wordt het beetpakken begrijpelijker voor de verzorgende. En een afhoudende reactie in de trant van 'nou nee Jan, nou even niet' zal hem misschien bekend in de oren klinken.

DUUR VAN HET CONTACT

Maar er is nog iets anders aan de hand. Het onverwachte stevig beetpakken werd door de meeste verzorgenden ervaren als een ongewenste intimiteit, behalve door de verzorgende die hem al beter kende. Tussen meneer Staveren en deze verzorgende was blijkbaar al sprake van een zekere intimiteit, voortgekomen uit het feit dat zij tot dezelfde dorpsgemeenschap behoorden en als het ware dezelfde taal spraken. Misschien was het daardoor dat deze verzorgster in staat was om zijn gedrag anders te beoordelen dan haar collega's deden. Het is en het blijft moeilijk om te bepalen wat een simpel gebaar betekent: houvast bij dreigend vallen, een avance vanuit een seksuele begeerte, behoefte aan tederheid en warmte of toenadering door een gevoel van onveiligheid. Of is het de zorgsituatie zelf – steeds meer in elkaars nabijheid en lichamelijk intiem zijn – die de suggestie van intimiteit oproept? Hoe langer verzorgenden met dementerenden omgaan, hoe beter zij het gedrag van hun cliënten kunnen inschatten. Als je nog maar korte tijd bij een dementerende werkt, heeft er zich nog geen gehechtheid kunnen ontwikkelen, laat staan dat er al intimiteit is ontstaan. Iedere aanraking, ieder gebaar of lichamelijk contact van de kant van de dementerende ervaart een verzorgende dan eerder als ongewenste intimiteit. In het tweede deel van het verhaal van Minke staat onmiskenbaar het seksuele centraal.

ERECTIE

Welke betekenis geef je aan de erectie van meneer Staveren? Komt die voort uit opzet of komt die door de prikkeling van de situatie? Ontstaan de seksuele gevoelens doordat hij bloot in bed ligt en gewassen wordt? Of door aandrang van urine? Hoe je erop reageert, is afhankelijk van in hoeverre je meneer Staveren ervoor verantwoordelijk acht en ook hoe je eigen ervaringen op dat gebied zijn. Als je dat als verzorgende misschien voor het eerst meemaakt, kun je er flink verlegen mee zijn. En niet te vergeten: een erectie kan meneer Staveren immers ook zomaar overkomen. En daardoor kan hij ook flink in verlegenheid worden gebracht. Ook hem kan het zeer ongelegen komen, omdat er anderen bij zijn. Maar misschien ook wel omdat hij er meer last dan lol van heeft.

MASTURBEREN

Een ander aspect in deze situatie is het masturberen. Als verzorgende kan je dat het gevoel geven dat je wordt gebruikt of dat de dementerende gebruik maakt van de situatie. Maar er is ook een andere verklaring denkbaar: bij seksuele gevoelens of prikkeling zonder partner bevredigt een mens zichzelf meestal. Meneer Staveren handelt misschien wel uit gewoonte en realiseert zich, ook door zijn ziekte, niet waar hij de verzorgende mee confronteert. Er bestaat een ziekelijke zucht om anderen de geslachtsdelen te tonen of getuige te laten zijn van seksuele opwinding (exhibitionisme). Het lijkt nogal overtrokken om meneer Staveren daarvan te verdenken. Dat is een patroon dat zich meestal al veel jonger openbaart. Er is veel meer kans dat het een aanwensel is dat te maken heeft met eenzaamheid, verveling of slapeloosheid. Het kan te maken hebben met het gevoel ontheemd te zijn in het eigen lichaam, bijvoorbeeld ten gevolge van een halfzijdige verlamming of van een machteloos zoeken naar een gevoel dat je er nog bent. Bij vrouwen is het zichzelf betasten behalve de zojuist genoemde redenen ook wel een middel om een gevoel van koude te verdrijven. Dat 'vingeren' wordt soms een automatisme dat geheel aan de eigen waarneming ontsnapt en dat dag en nacht kan doorgaan. Ook dat brengt vervelende gevoelens teweeg bij verzorgenden. Het ruikt onaangenaam, het ziet er erg onesthetisch uit en het roept gevoelens van schaamte op. Het helpt dan wel als je je realiseert dat het seksuele gefrunnik van de dementerende man of vrouw niets met jezelf te maken heeft. Desondanks blijft het moeilijk om er getuige van te zijn. Ook Minke, die vermoedelijk al aardig wat levenservaring heeft en die zichzelf nogal nuchter vindt, ontkomt niet aan een gevoel van schaamte. Je kunt je afvragen of alleen al door het zien een inbreuk wordt gedaan op de intimiteit en integriteit van de verzorgende. Je kunt je ook afvragen of er sprake is van plaatsvervangende schaamte. Het zal je maar overkomen dat je er zelf zo bijligt.

Wenselijke en ongewenste intimiteit

In de loop van de tijd wordt een dementerende steeds afhankelijker van andermans zorg. Die zorg, die aldoor toeneemt, noopt altijd tot lijfelijke nabijheid door de verzorgende en gaat gepaard met veel lichamelijk contact waarin beide partijen elkaar veel aanraken: bijvoorbeeld de hulp bij baden, wassen, aankleden en lopen. Als de twee nog geen band hebben kunnen ontwikkelen en dus nog niet de weg van de vertrouwelijkheid zijn ingeslagen, kan het veelvuldig aanraken een intimiteit suggereren die er (nog) niet is. Zo hoorde ik iemand zeggen: 'Als verzorgende zit je overal aan. Dan lok je soms ook iets uit bij degene die je verzorgt.' Daardoor kan een verzorgende die pas bij een dementerende gaat werken wanneer deze al zwaar hulpbehoevend is, voor verrassingen komen te staan. De professionele relatie heeft immers nog niet de kans gehad om te groeien. Dat ligt anders wanneer de hulpbehoevendheid geleidelijk toeneemt. De professionele relatie bestaat dan al langer en er heeft zich vertrouwelijkheid en intimiteit kunnen ontwikkelen.
In dit verband is het voor beiden fnuikend als de zorg voor een dementerende door een ander wordt overgenomen. Dat geldt ook voor het van elkaar overnemen van ogenschijnlijk meer onschuldige vertrouwelijkheden zoals het gebruik van koosnamen of een speciale manier van iemand aanspreken. Verzorgenden die dit soort dingen zomaar van elkaar overnemen, zien de intimiteit die eraan ten grondslag kan liggen over het hoofd.

MISVERSTANDEN

Juist in een vertrouwelijke relatie is de kans groot dat lichamelijke intimiteit tussen dementerenden en verzorgenden door beiden misverstaan wordt. Het intensieve lichamelijke contact kan ook bij de verzorgende erotische gevoelens oproepen. Die zijn dan misschien niet echt op die oudere gericht maar deze vangt de non-verbale signalen wel op. Misschien zijn die gevoelens projecties van de verzorgende, maar misschien is het ook een vergissing in diens lichaamschemie. En natuurlijk kunnen jongeren ook heel goed verliefd worden op een ouder iemand. Daar kun je in de professionele relatie geen gehoor aan geven en je gezond verstand toomt je ook wel in. Maar het kan je toch knap in verwarring brengen. Juist doordat die gevoelens zo onaanvaardbaar zijn voor jezelf maar ook in onze samenleving, zijn ze niet bespreekbaar. Je zult ze misschien niet eens aan jezelf durven bekennen. Dat is de moeilijkheid: gevoelens die we proberen terug te dringen, zoeken een andere uitweg. Maar ook als verzorgenden helemaal geen last hebben van verwarrende gevoelens en niets in die zin uitstralen, kan een dementerende nog wel eens in de war raken en hun bedoelingen misverstaan. Handelingen waarmee de verzorgende iets anders beoogt, krijgen dan soms al snel een seksuele lading. Met alle gevolgen van dien. Voor de dementerende is dat vervelend omdat het meestal tot een verwijdering leidt. Maar dat niet alleen. Als zijn behoefte aan tederheid en veiligheid of als zijn zoeken en verlangen naar warmte verkeerd worden begrepen, hoe kan hij deze behoefte dan vervullen? Iedere nieuwe poging tot contact zal al snel de eerdere interpretatie van zijn gedrag – hij zou seksuele avances maken – versterken. De aanvankelijke uitleg van zijn gedrag wordt alleen maar bevestigd. Terwijl het dementieproces, zoals we al eerder hebben gezien, de dementerende persoon vroeg of laat in een emotioneel bijzonder onveilige situatie kan brengen, ontvangt hij steeds minder blijken van genegenheid. De weg daarnaartoe wordt afgesloten of raakt geblokkeerd. De mist om de dementerende heen wordt alleen maar dichter terwijl hij zich steeds minder aan iemand kan vastklampen.

Daarbij komt dat het er voor de dementerende niet gemakkelijker op wordt als deze niet 'geleerd' heeft om op een andere manier tederheid te vragen of te geven dan op een seksueel getinte wijze. Zijn handelingen of gebaren kunnen dan door verzorgenden haast niet anders worden geassocieerd dan met seksuele toenaderingen. Terwijl achter het gedrag van de dementerende misschien een heel andere betekenis en bedoeling zit. Ook als de bedoeling wel degelijk seksueel is, kan dit komen omdat de verzorgende als partner wordt gezien. Geen overdracht, maar persoonsverwarring. Of er is wel sprake van overdracht, waarbij het gemis van en het verlangen naar de partner geprojecteerd wordt op de verzorgende, maar min of meer per ongeluk in seksuele vorm.

Dat betekent natuurlijk niet dat de intentie van een dementerende die tegenover een verzorgende obscene gebaren en taal gebruikt misverstanden hoeft op te leveren. Dergelijk gedrag laat immers aan duidelijkheid niets te wensen over. Obscene taal wordt overigens vaak gebezigd ter compensatie van statusverlies of gevoelens van minderwaardigheid.

De verzorgende die in staat is in een dergelijke situatie de eigen grenzen aan te geven, is nog het beste af. Voor de meeste verzorgenden echter blijft het een indringende en ongemakkelijke situatie. Soms is het negeren van het gedrag een oplossing. Er met collega's of anderen over praten blijft nodig.

ONGEWENSTE INTIMITEITEN

Voor verzorgenden is het onderwerp 'ongewenste intimiteiten' minder taboe dan voorheen. Dit komt mede dankzij de maatschappelijke erkenning van dit probleem. Daardoor is de bewustwording gegroeid. De indruk bestaat dat bij de verzorging van de dementerende het tolerantieniveau van verzorgenden nogal hoog ligt. In het beginstadium van de hulpverlening is het vaak 'aftasten' en zich afvragen wat de dementerende precies bedoelt. Het gevolg daarvan is dat verzorgenden terughoudend zijn en liever even de kat uit de boom kijken. Wanneer zij de dementerende beter hebben leren kennen en vooral wanneer verzorgenden hebben leren omgaan met hun eigen emoties, blijkt op den duur dat de warmte en intimiteit die de demente persoon bij de verzorgende zoekt, ondanks de misschien wat ongelukkige wijze van expressie, meestal wel kan worden gegeven.

Binnen hun beroepshouding gaan verzorgenden vaak verder dan in het doorsnee sociale verkeer. Verzorgenden geven toe dat zij zich toch wel een beetje zouden schamen als zij het gedrag dat zij zich tegenover dementerende mensen toestaan, ook buiten hun werk, bijvoorbeeld in de bus, zouden vertonen. 'Tegenover demente mensen doe ik soms dingen die ik me normaal niet zo snel in mijn hoofd zou halen, zoals knuffelen of iemand zomaar even omhelzen.'

BIJ WIE LIGT HET INITIATIEF?

Verzorgenden voelen het op den duur wel aan of het een dementerende te doen is om warmte of seksuele behoeften, of het om een knuffel of om een zoen gaat. Voor veel verzorgenden maakt het uit wie daartoe het initiatief neemt. Voor sommigen geldt: hoe openlijker en hoe meer er om warmte wordt gevraagd hoe minder zij kunnen geven. Vaak ligt dan ook het initiatief, bijvoorbeeld tot een aai, bij de verzorgende en wordt er weinig overgelaten aan de dementerende zelf. Dat is wel jammer, want veel mensen kunnen juist veel meer van zichzelf kwijt in het aanhalen dan in het aangehaald worden. Dat geldt zowel voor ouderen als jongeren. Ook daarop zijn levensloop, generatie en man-vrouwverschillen van invloed, maar ook opvattingen over ouderdom en seksualiteit.

OUDERDOM EN SEKSUALITEIT

Het is nog steeds zo dat kinderen zich maar moeilijk kunnen voorstellen dat hun ouders met elkaar naar bed gaan en seksueel contact hebben. Jonge mensen stellen zich in de regel voor dat zij zelf tot op hoge leeftijd seksueel actief zullen zijn en blijven vrijen. Van oude mensen kunnen zij zich dat vaak moeilijk voorstellen. 'Oude mensen hebben geen seksuele gevoelens meer.' Een voorbeeld vormen de reacties van verzorgenden op de film *Liefde op leeftijd* uit 1982 van W. Ouwerkerk over Kees (70) en Marre (69). In die film komt een lange scène voor waarin dit echtpaar open en bloot met elkaar ligt te vrijen. Bij verzorgenden bestaat over het algemeen weerstand tegen deze beelden. Een deel van die weerstand is te verklaren. Niet iedereen vindt het even gemakkelijk om gezamenlijk naar seks te kijken en er daarna nog over te praten ook. Ook hier kun je je afvragen of het geen inbreuk is op je eigen integriteit. Maar als het dan ook nog oude mensen zijn van wier liefdesspel je getuige moet zijn, dan kan dat op je overkomen als een soort exhibitionisme. Dat gevoel wordt versterkt als je eigen ouders, die ongeveer van dezelfde leeftijd zijn, de deur naar hun liefdesleven altijd voor de kinderen gesloten hebben gehouden. De meeste verzorgenden hebben moeite met de beelden van 'bejaarde hartstocht' en realiseren zich dat ze er in hun werk aan voorbijgaan dat oude mensen zin kunnen hebben in vrijen en in seks. 'En dat iets moois kan opbloeien tussen twee oude mensen dat zich niet alleen beperkt tot handje vasthouden', zoals een verzorgende zich liet ontvallen.

WAARDEN EN NORMEN

Omgaan met seksuele gevoelens is een heel persoonlijke zaak, zowel voor verzorgenden als voor dementerenden. De discussie wordt daarom moeilijk als die zich toespitst op het scheppen van voorwaarden of gelegenheid voor dementerenden tot seksueel gedrag. Waar de ene verzorgende vindt dat hulp bij seksuele bevrediging in principe bij het verzorgende beroep hoort, vindt een ander dat dit dient te worden overgelaten aan anderen. En wel aan mensen die daarvan een apart beroep hebben gemaakt en die dat op een invoelende en liefdevolle wijze kunnen uitoefenen zonder de eigen grenzen te forceren. Een derde heeft ook daartegen grote principiële bezwaren. Verder kan de familie er andere normen op nahouden dan de verzorgingsinstelling. Kinderen kunnen het driftleven van hun (dementerende) ouders verwaarloosbaar of verwerpelijk vinden en elke tegemoetkoming daarin onaanvaardbaar. Anderen die daar wat vrijgevochtener in zijn, kunnen kritiek hebben op het steriele regiem van de zorg. De ene partner voelt zich bedrogen als de dementerende wederhelft vreemd gaat, de andere huwelijkspartner is blij als de dementerende in zijn of haar ontoegankelijke wereld een vriend of vriendin heeft gevonden.

De eigen ontwikkeling van verzorgenden, hun eigen ervaringen en hun eigen normen en waarden spelen een grote rol in hoe zij omgaan met seksualiteit en intimiteit. Daarbij is er ook altijd sprake van een ander spanningsveld: persoonlijke waarden en normen kunnen botsen met professionele waarden en normen. Waar persoonlijke normen overeenkomen met professionele normen is er geen probleem. Maar wanneer dat niet zo is, is er sprake van een conflict. Zo kan een verzorgende met de seksuele toenaderingspogingen van een dementerende weduwe misschien beter uit de voeten dan met die van iemand die nog gehuwd is. Wanneer een verzorgende zelfbevrediging als een geaccepteerd onderdeel beschouwt van de eigen seksualiteitsbeleving, heeft deze er waarschijnlijk minder moeite mee bij een dementerende.

PRATEN OVER ONGEWENSTE INTIMITEITEN
Verzorgenden van dementerenden kunnen te maken krijgen met handtastelijkheden waar zij van schrikken. Ze zullen zich afvragen of ze die willen of moeten accepteren. Doordat

zij dat gedrag niet altijd zullen begrijpen of maar moeilijk kunnen plaatsen, wordt dat gedrag soms geëtiketteerd als 'ongewenste intimiteiten' zonder dat voldoende is nagegaan of het gedrag misschien wel een heel andere betekenis heeft. Er met collega's over praten is een mogelijkheid om die betekenis te achterhalen. Daarbij kan gedacht worden aan de volgende leidraad.

Lucht eerst je gemoed. Praat over je gevoelens. Ga eens na welke gevoelens het gedrag bij je oproept. Het kan zijn dat je er verschillende gevoelens tegelijk bij hebt en dat het gedrag niet bij iedereen dezelfde gevoelens oproept. Probeer dan zo concreet en zo nauwkeurig mogelijk te beschrijven waarover je het hebt: welk gedrag bedoel je? Probeer je ook een voorstelling te maken van hoe de dementerende zich onder de gegeven omstandigheden voelt, ervan uitgaande dat deze zich betrokken voelt bij wat hem overkomt. Zo kan diens behoefte aan tederheid, veiligheid, houvast, bescherming, troost enzovoort een rol blijken te spelen. Vraag je daarna af in hoeverre de dementerende projecteert. Dat wil zeggen: in hoeverre is er sprake van overdracht vanuit de levensloop en persoonlijkheid van de dementerende? Of in hoeverre de dementerende je voor een ander aanziet en er dus sprake is van persoonsverwisseling door desoriëntatie. Vraag je ten slotte ook af of er mogelijk sprake is van tegenoverdracht. Dat wil zeggen: in hoeverre is het de verzorgende zelf die op de dementerende aspecten van de eigen levensloop en persoonlijkheid projecteert. Misschien ziet de verzorgende in de dementerende meer dan een cliënt en koestert hij gevoelens jegens deze, die niet zijn te rijmen met de professionele relatie en de maatschappelijke moraal. Het kan zijn dat de verzorgende zelf het moeilijk vindt zich non-verbaal en lijfelijk te uiten tegenover de dementerende. Niet iedere verzorgende kan vanzelfsprekend beantwoorden aan wat de dementerende nodig heeft. Wat dat betreft, is elke verzorgende op grond van eigen, unieke levenservaringen anders 'toegerust'.

GRENZEN

Als verzorgende heb je ook rechten. Je hoeft niet alles toe te laten. Wanneer worden de grenzen van je eigen waarden en normen overschreden? Wanneer geven deze de doorslag? Dat is over het algemeen moeilijk aan te geven. Iedere situatie is anders en iedere (relatie met een) dementerende kan een andere zijn. Denken in termen van goed of fout is meestal weinig zinvol. Beter is het wanneer je in staat bent je steeds opnieuw open te stellen om een situatie in te schatten. Het helpt ook om je te realiseren dat niet altijd alles hoeft te worden uitgespit, dat je niet alles te weten kunt komen en dat je niet alles weet. Erover praten, vragen naar de ervaringen, gevoelens en omgang bij collega's kan meehelpen om je eigen grenzen te bepalen.

De door de dementerende 'gewenste' intimiteit, die uit een verlangen naar houvast en veiligheid maar ook uit een seksuele behoefte kan voortkomen, kan door de verzorgende als ongewenste intimiteit worden ervaren. Het omgekeerde kan natuurlijk ook voorkomen, zeker als door afwezigheid van enig leervermogen iedere situatie voor de dementerende vreemd en nieuw is geworden. De vanwege diens afhankelijkheid 'noodzakelijke' intimiteit kan de dementerende op zijn beurt telkens weer als ongewenste intimiteit ervaren. Het vervelende is dat de macht in een dergelijke situatie ongelijk verdeeld is. Waar de verzorgende zich kan verwijderen als het deze te veel wordt, blijft de dementerende in veel gevallen overgeleverd aan de aanwezigheid van verzorgenden en rest hem slechts schaamte of verzet.

BESCHERMING VAN DE DEMENTERENDE

Soms worden verzorgenden geconfronteerd met seksueel gedrag van de gezonde partner tegenover de demente partner of met seksueel gedrag van bijvoorbeeld een buurman tegenover een alleenstaande dementerende vrouw. Daarbij rijst de vraag in hoeverre de dementerende nog in vrijheid handelt.

Hierbij is het natuurlijk vooral de vraag in hoeverre er sprake is van machtsmisbruik en van verkrachting.

Vanuit de band die met de dementerende is gegroeid, zul je als verzorgende in een aantal situaties aanvoelen dat er misbruik van de dementerende wordt gemaakt. Verzorgenden hebben hierin een belangrijke signalerende functie, zij kunnen bijvoorbeeld informatie via de leidinggevende doorgeven aan de huisarts.

SEKSUELE ONTREMMING

Verzorgenden krijgen soms te maken met klachten van een gezonde partner van een dementerende over diens seksuele gedrag. Bijvoorbeeld dat deze seksuele avances of seksueel getinte opmerkingen in het openbaar maakt tegenover vreemden. Of men klaagt erover dat de partner plotseling seksueel zo veeleisend is geworden dat men er niet aan kan of wil voldoen, terwijl de ander niet voor rede vatbaar blijkt en een gesprek erover onmogelijk is. In bepaalde gevallen kan er bij dementie sprake zijn van seksueel ontremd gedrag. Seksuele impulsen krijgen dan te pas en te onpas hun vrije loop en worden niet meer beheerst. De dementerende is niet meer in staat om op de afwijzende reacties van de ander adequaat te reageren. Dan is nader onderzoek van deskundigen vereist. Wanneer dit gedrag optreedt door stoornissen in de hersenen en anderen lijden er psychische schade door, is het in sommige gevallen mogelijk de seksuele impulsen met medicijnen af te remmen. Soms zijn medicijnen niet alleen voor de omgeving maar ook voor de dementerende zelf een uitkomst. In dat geval dienen medicijnen niet alleen ter onderdrukking maar ook tot zelfbescherming. Daarmee wordt uitdrukkelijk niet bedoeld dat iedere seksuele toenadering van dementerenden, bijvoorbeeld tussen twee mensen in een verzorgingshuis, meteen met medicijnen dient te worden verijdeld of onderbroken.

Ten slotte

De partner van een dementerende verkeert in een bijzonder moeilijke situatie. Voor een buitenstaander is het wel aannemelijk te maken dat de partner voor allerlei praktische problemen staat en dat het niet zo gemakkelijk is om met de situatie om te gaan. De emotionele problemen die ontstaan, zijn voor buitenstaanders en soms ook voor de directe naasten veel minder duidelijk, bijvoorbeeld dat de partner 'verweduwt'. In de regel verliest de gezonde partner onder meer zijn steun en toeverlaat (maatje) en zijn sekspartner. Vanuit deze emotionele en fysieke nood is het voorstelbaar dat de gezonde partner projecteert op de verzorgende. Dat kan zich niet alleen uiten in het zoeken naar intimiteit en vertrouwelijkheid bij de verzorgende, maar ook in seksuele toenaderingspogingen. Dat kan overigens gebeuren zonder dat de gezonde partner zich dat zelf bewust hoeft te zijn. Vanuit deze verdrietige situatie kan een oudere intens vertederd en aangedaan raken door de jeugd en de frisheid van een jongere verzorgende in huis. Als dit leidt tot ongewenste intimiteiten is het goed als de verzorgende dit gedrag direct een halt toeroept. Net als bij een dementerende kunnen ook hier gebaren, stem, mimiek van de verzorgenden dit zo nuanceren dat de ander wel goed de boodschap doorkrijgt maar er niet door wordt gekwetst of beschaamd.

8 Macht

Uit de praktijk

'Dan was ik na veel vijven en zessen eindelijk binnen – want ze lag meestal nog in bed en barricadeerde steeds de voordeur – en dan wilde ze zich niet aankleden!' vertelt Francien. Haar stem klinkt af en toe nog een beetje verontwaardigd. 'Ze wist ook nooit wat ze wilde aantrekken. Het gevolg was wel dat we eindeloos bleven rommelen, zonder dat we opschoten. Uiteindelijk nam ik dan maar een besluit. Ze moest die dag toch iets aan. En zeker schoon ondergoed. Want als ze stonk of er vies bij liep, keek haar zoon mij erop aan. Maar steevast werd ze boos en werkte tegen. Ik kon dan geen kant met haar op. Hoe ze dan toch kleren heeft aangekregen? Dat kun je wel raden. Ze zeggen dat ik een talent ben in het verzinnen van smoesjes. En als dat niet hielp, deed ik het met zachte dwang.' Francien kan er nu ook wel om lachen. Maar als je er middenin zit, is het geen pretje. Het komt niet vaak voor dat ze veel van haar collega's tegelijk spreekt. Het is wel eens gebeurd dat ze samen een cursus volgden. Haar collega's die bij dementerenden werkten, herkennen dit soort situaties meteen. Al heb je de beste bedoelingen, je verlangt van een demente persoon vaak iets waar deze geen zin in heeft. En meestal druk je door. Om zijn of haar bestwil heet dat dan. Uit bed komen, eten, een eindje lopen, een spelletje doen, naar de tv kijken. Maar ook naar de wc gaan, oefenen van de vingers of een stijve knie en kleren aan- en uittrekken. Bijna iedereen bleek een eigen manier gevonden te hebben om toch door te drukken. En als het niet lukte, wat geregeld voorkwam, leverde het nogal wat frustraties op. Met name wanneer je als verzorgende ervan overtuigd bent dat je het allerbeste met de demente persoon voorhebt. Francien vertelt ook dat zij, net als veel van haar collega's, het moeilijk vindt wanneer ze moet gissen wat een dementerende bedoelt. 'We hadden laatst samen met de familie besloten om mevrouw Humblet thuis te blijven verzorgen.' De familie Humblet was al jaren bekend bij de gezinszorg. De verstandhouding is altijd prima geweest, ook met haar man toen die nog leefde. 'Als ik haar hielp, bijvoorbeeld 's ochtends met eten geven, wist ik nooit wat ze wilde. Ik bedoel niet of ze het lekker vond maar of ze eigenlijk wel zin had om te eten. Soms hield ze haar mond stijf dicht. Om dan haar neus dicht te knijpen, nou ja, dat gaat me echt te ver. Dus wachtte ik maar even en als ik het nog eens probeerde, ging haar mond plotseling soms wel open.' De kinderen van mevrouw Humblet hadden de indruk dat ze niet meer wilde. Ze zeiden dat moeder het vooral sinds de dood van vader had opgegeven. Van de verzorgenden die elkaar afwisselden, was niet iedereen daarvan overtuigd. Francien ook niet. 'Ze vermagerde zienderogen. Ik vond dat het mijn plicht was ervoor te zorgen dat ze voldoende binnen kreeg. Ik had ooit op les gehoord dat je van weinig vocht suf en slap wordt. Daardoor kun je dan niet meer goed laten merken wat je wilt. Volgens mij had mevrouw Humblet helemaal niet de moed opgegeven. Ik geef toe dat het altijd moeilijk blijft, ook voor de familie. Als demente mensen niet goed meer aanspreekbaar zijn, hoe kom je er dan achter wat ze werkelijk denken, willen en bedoelen?' Pas tegen de lente, toen mevrouw Humblet al een jaar overleden was, was Francien over haar schuldgevoel heen. Als ze zich er meer voor had ingezet dat de dokter iets aan haar lichamelijke toestand had gedaan, had mevrouw Humblet zich daardoor misschien prettiger gevoeld en was ze zo misschien weer gewoon gaan eten. Dan was zij nu misschien nog in leven geweest.

Opzet van het hoofdstuk
In dit hoofdstuk wordt eerst aandacht geschonken aan verschillende vormen van macht. Daardoor kunnen verzorgenden erachter komen welke vormen ze aanvaardbaar vinden, welke ze kiezen als deel van hun verantwoordelijkheid en welke vormen ze uit hun repertoire willen schrappen. Dat is niet zo eenvoudig uit te vinden, omdat de verschillende vormen van macht in elkaar over kunnen lopen. Daarna komt aan de orde dat macht en onmacht dicht bij elkaar liggen.

In de natuur geldt: wie niet sterk is, delft het onderspit. Dat gaat voor mensen ook meestal op. Vandaar dat gevoelens van machteloosheid vaak een soort paniek veroorzaken. Daarom kun je niet zomaar van gewenste en ongewenste machtsvormen spreken, zonder te kijken hoe je met je eigen gevoelens van machteloosheid kunt omgaan. Ten slotte komt de machtsstrijd aan bod. Een strijd die zeker niet thuishoort in de zorg. Die zal ook niet ontstaan als de dementerende zich in zijn schulp terugtrekt. In dat geval trekt de verzorgende eigenlijk ook aan het kortste eind. Bij menige dementerende neemt echter bij het afnemen van de weerbaarheid het verweer toe. Dit hoofdstuk wordt daarom besloten met enige aanwijzingen hoe een machtsstrijd misschien te voorkomen is.

Vormen van macht

Macht over iemand uitoefenen is als je zonder overleg met de persoon bepaalt hoe deze zich moet gedragen of wat er met hem moet gebeuren. In de dagelijkse zorg voor een dementerende zitten veel van die machtsmomenten besloten. Achtereenvolgens worden de volgende vormen van macht besproken: plaatsvervangend beslissen, bezorgdheid en bevoogding.

PLAATSVERVANGEND BESLISSEN

Voor de meeste verzorgenden is macht een vies woord. Zij komen dan ook geregeld in gewetensconflicten wanneer zij voor de dementerende beslissingen nemen zonder diens instemming. Toch kan dat volkomen terecht zijn wanneer er sprake is van plaatsvervangend beslissen. Verzorgenden besluiten dan naar hun beste weten wat de dementerende zou hebben gewild als deze de situatie zou kunnen overzien. Of wanneer zij diens uitingen menen te kunnen opvatten als instemming. Met andere woorden: verzorgenden verplaatsen zich dan in de demente persoon, althans voor zover dat mogelijk is. En van daaruit handelen ze.

ÉÉN GEDRAG, MEER BETEKENISSEN

Mevrouw Humblet houdt haar mond stijf dicht als Francien haar eten wil geven. Wat betekent dat? Wil ze alleen nu niet eten of eigenlijk helemaal niet meer? En als ze een uur of misschien pas een dag later wel wil eten, is dat dan een schommeling in haar stemming of vindt ze het ene menu niet te pruimen en staat het andere haar meer aan? Hebben haar kinderen gelijk en heeft haar toegeknepen mond iets te maken met moedeloosheid? Of is het een misprijzend gebaar dat niets met eten te maken heeft en dat zoveel betekent als: 'Ik zeg niets maar ik denk er het mijne van'. Ofwel: 'Mij breken ze de bek niet open'. Of 'Alleen over mijn lijk'. Daaruit spreekt eerder menselijke weerbaarheid dan doodsverlangen.

Een en hetzelfde gebaar kan dus van alles tegelijk betekenen. Mensen zitten nu eenmaal complex in elkaar. Je hoeft niet dement te zijn om in één adem te denken: ik wou dat ik dood was; ik voel me niet lekker, ik zal toch niet ziek worden?; wat verbeeldt dat mens zich wel, ik heb zin in wat lekkers. Verzorgenden vangen van dat alles vaak zulke korte en verwarde signalen op dat ze er niet altijd een samenhangend beeld van kunnen maken. Francien gelooft in de vitaliteit van mevrouw Humblet zonder zo'n samenhangend beeld, zonder er sluitend bewijsmateriaal voor te hebben.

EEN SOORT MANIPULEREN

Vitaliteit wordt vaak gekoppeld aan vrolijkheid en levenslust. In de grondbetekenis van het woord ligt echter zowel de drang tot leven als de kracht ertoe besloten. Verzorgenden voelen de aanwezigheid daarvan vaak heel goed aan, ook al blijft de twijfel, vooral op momenten dat van vitale krachten weinig blijkt. Dan kun je je afvragen, zoals Francien, of dat niet het gevolg is van te weinig drinken in plaats van dat het een bewuste keuze van mevrouw Humblet is. Misschien kan ze, juist als het drinken wordt aangeboden, de situatie niet overzien. Dus je probeert het op een andere manier, je probeert haar met alle kunstgrepen die je kent meer te laten drinken. Je geeft haar bijvoorbeeld een kopje in de hand met weinig vocht erin (vanwege het morsen) en je richt je aandacht op je eigen drinken. Met wat babbeltjes, die over iets heel anders gaan, heb je kans dat ze werktuigelijk haar kopje aan haar mond zet. En die vul je dan ongemerkt bij. En misschien maak je er 's ochtends gebruik van dat de dementerende nog wat ligt te doezelen in bed om een bord lammetjespap te geven. Of je probeert het extra aantrekkelijk te maken om te drinken. En wat het ene moment niet lukt, probeer je later nog eens. Dat is manipuleren. Maar verzorgenden manipuleren in dit geval niet de dementerende, maar hun handicaps.

Andere voorbeelden van dit soort plaatsvervangend beslissen, waarbij soms iets gemanipuleerd moet worden, zijn er te over. Een dementerende man wil niet uit bed komen. De ervaring heeft je geleerd dat hij, als hij eenmaal gewassen en gekleed aan het ontbijt zit, het best naar zijn zin heeft. Om dat te bereiken, zet je door. Je vervangt als het ware de man die nu ingekapseld zit in zijn onzekerheid en verwardheid en die, als dat er niet was geweest, zichzelf ertoe had gezet om op te staan. Soms helpt het om, terwijl hij nog op bed ligt, te vragen: wilt u zich eerst scheren? Dat ritueel helpt hem misschien wat steviger in zijn vel te komen zitten. Of je gaat rustig binnen zijn gezichtsveld wat dingen klaarzetten zodat hij het kan volgen. En zo terloops maak je het voeteneind van zijn bed los en doet hem zijn sloffen aan. De ene dementerende reageert rustig op een wat speelse aanpak, bij de andere komt een zakelijke benadering het best tot zijn recht. Het gaat er hier niet om allerlei technieken of tactieken te bespreken. Zodra je ze als foefjes gaat toepassen, werken ze toch niet meer. Waar het om gaat, is dat soms je vindingrijkheid en inlevingsvermogen nodig zijn om de dementerende persoon over een dood punt heen te helpen.

BEZORGDHEID

Plaatsvervangend handelen is iets anders dan handelen dat voortkomt uit het gevoel voor de dementerende. Wanneer je om iemand geeft, hoort bezorgdheid ook in die relatie thuis. In hoofdstuk 4 zagen we dat verzorgenden de dementerende voor wie zij zorgen op den duur als een soort familielid kunnen gaan beschouwen. En voor bezorgdheid geeft een dementeringsproces alle reden. Er dreigen immers allerlei concrete gevaren. Daarnaast zou je willen voorkomen dat de ander zich ongelukkig, onveilig en verloren voelt. In Franciens verhaal zijn elementen terug te vinden van zowel plaatsvervangend beslissen als van terechte bezorgdheid.

IN EN BUITEN HET WERK

Onder vrienden en familie wordt er heel wat betutteld. 'Zou je niet je jas aantrekken? Het is buiten koud hoor.' 'Probeer nou vriendelijk en rustig te blijven als de baas daarover begint. Niet zo nors kijken.' 'Maak nu maar een poetslap van dat T-shirt. Je loopt er echt mee voor gek.' Uit die opmerkingen, ook al worden ze lang niet altijd in dank afgenomen, spreekt vooral genegenheid. Je wilt voorkomen dat de ander kouvat, niet serieus wordt genomen, voor schut loopt. Uit bezorgdheid worden ook positieve adviezen gegeven, die overigens meestal ook niet worden opgevolgd. 'Ga nu een uurtje de tuin in of een stukje wandelen; je zult zien dat het je goed doet.' 'Je zou toch weer op koor moeten gaan. Het heeft je altijd zo veel genoegen gegeven.' Ook daaruit blijkt dat het welbevinden van de ander je ter harte gaat. De aanleiding is meestal een zekere bezorgdheid: je vindt dat die ander er wat witjes uitziet, te weinig afleiding heeft of te veel piekert.

HET DAGELIJKSE WERK

In de vertrouwelijkheid van de dagelijkse zorg is betuttelen haast vanzelfsprekend. 'U vergeet uw koffie helemaal, straks is hij koud en dan is er niets meer aan.' Dat zeggen kan een gevoel geven van onder ons zijn. Maar wanneer het geheugen en het taalbegrip niet meer zo goed werken, zal de verzorgende vanzelf die kleine bezorgdheden en welgemeende adviezen met daadwerkelijk handelen gepaard laten gaan. 'Hier', het kopje wordt in de hand geduwd, 'drink maar lekker op voordat het koud wordt.' Met tegelijkertijd de bijgedachte: ziezo, nu heeft ze gelukkig weer 125cc binnen. Er zijn ook andere voorbeelden: 'Kom, we gaan lekker wandelen. Kijk, hier is uw jas al.' Je kunt dat ook in een vragende vorm doen: 'Hebt u zin in een wandelingetje?' Maar dan sta je wel al met de jas klaar, want zowel de vraag als het antwoord is de dementerende toch snel weer vergeten. Het uitblijven van tegenstand vat je dan maar op als instemming. Vergeleken met de huiselijke situatie is het verschil dat de gewone reactie van: 'Hé, loop toch niet zo te zeuren; zanik toch niet zo, ik bepaal zelf wel wanneer ik mijn koffie wil drinken' achterwege blijft. Bij de dementerende is niet altijd even gemakkelijk te bepalen of je er goed aan doet. Als bijvoorbeeld een wandeling in goede aarde blijkt te vallen, heb je je kennis, je kunde of je macht blijkbaar ten goede gebruikt. Maar zo duidelijk is dat meestal niet. Veel verzorgenden blijven met twijfels zitten.

VRAAGTEKENS

Wilma, die in een verzorgingshuis werkt, vertelt het volgende.

> We hebben bij ons een soort groepsverzorging. Daar komt ook mevrouw Aalberse voor in aanmerking. Maar zij wil nooit. Ze wil liever op haar kamer blijven. De activiteitenbegeleidster zegt steeds dat ze het fijn vindt dat ik haar 'onder zachte dwang' toch maar wel breng. Ik heb daar een reuze hekel aan. Bovendien is ze al jaren nauwelijks onder de mensen geweest. Ze is bijna nooit ander gezelschap gewend geweest dan dat van haar man, en die is ook al

vijf jaar dood. Ze komt wel uit een heel groot gezin, maar zelf heeft ze maar twee kinderen. De dochter die het meeste komt, zegt dat haar moeder altijd erg op zichzelf en teruggetrokken was. Ze deed wel mee met verjaardagsfeestjes en zo, maar ze vond het ook wel weer fijn als het achter de rug was. Daarom denk ik dat mevrouw Aalberse er echt behoefte aan heeft om alleen te zijn, al zie ik ook best de waarde in van bepaalde gezamenlijke activiteiten.

Wilma overweegt echt alles, ze raadpleegt de familie en probeert aanwijzingen te krijgen uit de levensloop van mevrouw Aalberse. Maar ze blijft met vraagtekens zitten. Ze voelt zich ook schuldig als ze mevrouw Aalberse niet brengt en als ze haar dan schijnbaar ontspannen en rustig in de groep aantreft nadat de activiteitenbegeleidster haar gehaald heeft. Ze doet niet echt mee, vindt Wilma, en het is niet te zien of ze zich amuseert. Het zou best iets voor haar zijn om zich groot te houden tussen al die vreemde mensen. 'Ze amuseert zich best', vindt de activiteitenbegeleidster. 'Ze doet wel niets, maar ze geeft haar ogen de kost.'

EEN WARM HART
De kans bestaat dat Wilma een volgende keer denkt: misschien straal ik iets van mijn twijfel uit naar mevrouw Aalberse en reageert ze daarop met afhouden. Dan probeert ze het net als die activiteitenbegeleidster te doen: arm om de schouder, 'Kom op. We gaan gezellig koffie drinken. Er is appeltaart vandaag.' Misschien gaat dat heel goed. Je kunt altijd iets van een ander leren. Maar misschien gaat het ook wel helemaal niet, omdat dát Wilma niet is. Dan kan ze beter naar de activiteitenbegeleidster gaan en vragen: wil jij mevrouw Aalberse voortaan halen? Met mij voelt ze zich lekker als ze alleen op haar kamer zit, maar met jou voelt ze zich meer op haar gemak op de gang en tussen de mensen. Dan weten we nog steeds niet wat mevrouw Aalberse wil,

maar wel dat er een paar mensen om haar heen zijn, die over haar nadenken en haar een warm hart toedragen, wat ze ieder op hun eigen manier tot uiting brengen.

BEVOOGDING

Hoe vanzelfsprekend bezorgdheid in een intieme relatie ook is, het kan leiden tot een bevoogding waarin elk initiatief van de ander wordt gesmoord. Bij bevoogding is de onmondigheid van de ander uitgangspunt. Dat is een gevaarlijk uitgangspunt, omdat het je blind en doof maakt voor de uitingen van die ander. Ongemerkt en zeker ongewild, slaan verzorgenden soms een belerende of een terechtwijzende toon aan. Bijvoorbeeld wanneer de dementerende niet meteen begrijpt wat bedoeld wordt, zich in hun ogen niet correct gedraagt of ze voor de voeten loopt. Iedereen weet vast wel hoe je je dan gekleineerd kunt voelen. De dementerende ervaart dat net zo. Dat gevoel wordt mogelijk nog versterkt door onmacht of oud zeer, bijvoorbeeld door alle andere keren dat iemand zich in zijn eigenwaarde gekwetst voelde.

VAN MONDIGHEID NAAR BEVOOGDING

Wilma gaat ervan uit dat mevrouw Aalberse een wil heeft, ook al kan ze die nu niet onder woorden brengen. Daarom laat Wilma het verleden van mevrouw Aalberse voor haar spreken of gaat ze af op non-verbale signalen die zijzelf en anderen opvangen. Principieel behandelt Wilma daarmee mevrouw Aalberse als mondig. Toch is de stap naar bevoogding maar klein. Het verhaal van Otto illustreert dit.

> *Mevrouw Hylkema weigert nogal eens haar medicijnen in te nemen. Ik weet niet waarom. Ik probeer haar op dat moment wel uit te leggen waarom ze die medicijnen krijgt, maar ik geloof niet dat ze me begrijpt. Nu maken we haar pillen fijn en geven die op een lepel appelmoes. Dan zeg ik wel: 'dit zijn uw medicijnen', maar meestal heb ik dan de*

> lepel al in haar mond gestoken voordat ze boe of bah kan zeggen. Soms spuugt ze die hap weer uit. Dan kun je niet na een paar minuten nog eens met medicijnen aankomen. Want je weet niet wat ze wel of niet binnen heeft gekregen. Het is echt een probleem. We hebben het er daarom wel eens over om de medicijnen stiekem te geven, in de jam op haar brood of in de pap. Maar als je daarmee begint, begeef je je wel op glad ijs en dan ontneem je haar wel iedere vrijheid.

Otto en zijn collega's realiseren zich dus de valkuil. De manier waarop hij nu de medicijnen geeft, bevalt hem ook niet helemaal. In een gesprek over plaatsvervangend handelen en bezorgdheid zegt hij daarom: 'Nou ja, het is natuurlijk manipuleren. Ik weet niet zeker of zij onder andere omstandigheden niet even goed medicijnen geweigerd zou hebben. We weten weinig van haar af. Ze heeft geen naaste familie. Maar ze lijkt me best iemand voor esperanto, vegetarisme en natuurgeneeswijzen. Daar heb ik respect voor. Maar het is van mij te veel gevraagd om haar daaraan dood te laten gaan. Vertel me niet dat ik haar gevoelens niet echt kan respecteren als ik dat niet met mijn eigen gevoelens doe. Trouwens, ik weet helemaal niet of het waar is van die idealen van haar. Ik houd er alleen rekening mee dat het zo zou kunnen zijn.' 'Dan is het dus geen bevoogding.' 'Nee, maar als ik haar medicijnen in de pap stop en er niks van zeg, dan wel.'

REGELS EN GEBODEN

Zo goed als Otto die scheidslijn weet te trekken, lukt het niet altijd. Vervelender is dat dementerenden vaak klakkeloos aan regels en geboden worden onderworpen. Bijvoorbeeld: tijdens het eten wordt er niet naar de wc gegaan. Eenmaal in de week onder de douche. Niet aldoor proberen op te staan, want u weet toch dat u dan valt. Wat betreft dat laatste, nog even voor het verschil: als je je zou afvragen hoe je een dementerende zo vaak mogelijk de benen kunt laten strekken, de wereld eens even uit een andere gezichtshoek kunt laten bekijken, hoe je iemand kunt laten toegeven aan zijn of haar bewegingsdrang zonder te vallen, dan vind je daar niet altijd een antwoord op. Maar dat je erover nadenkt en dat het je bezighoudt, komt wel in je houding tot uiting. Dan wordt het niet zozeer een gebod als wel een gemeenschappelijk probleem.

ZELF BESLISSEN IS ONVERMIJDELIJK

De positie waarin een dementeringsproces iemand brengt, maakt hem afhankelijk van anderen in bijna alle opzichten. In de hygiënische zorg, het gaan en staan, de dagvulling, de communicatie en noem maar op. Die afhankelijkheid is een gegeven waar de verzorgende niet omheen kan. Dat wil zeggen: verzorgenden kunnen vaak niet anders doen dan beslissingen nemen voor de dementerende. Soms is zo'n beslissing de uitkomst van overleg met het team of met de familie. Soms is die beslissing in overleg met de dementerende zelf tot stand gekomen, namelijk als verzorgenden diens gedrag en reacties opvatten als die van een willend en voelend mens.

Er zijn een heleboel beslissingen die verzorgenden de hele dag door nemen. Verzorgenden moeten wel inspelen op het vraagstuk van dat moment. Wel of geen schone kleren. Wel of niet apart zetten, omdat het gezelschap helemaal van streek raakt door het roepen of bonzen van de dementerende. De stoel zo zetten dat de dementerende er niet uit kan komen, omdat je geen hand vrij hebt. Voorrang geven aan het luisteren naar de partner bij wie het water tot aan de lippen komt, terwijl haar dementerende man er als een meubelstuk bijzit. De nagels knippen van een demente dame zodat deze haar man, die haar grotendeels verzorgt, niet zo toetakelt.

HOUDING EN MENTALITEIT

De afhankelijkheid van de dementerende dwingt verzorgenden ertoe beslissingen te nemen. Het zijn de grenzen van zijn mogelijkheden die bepalen welke beslissing verzorgenden nemen. Het is moeilijk te zeggen welke beslissing juist is. Zelfs als verzorgenden daarover achteraf twijfelen, komen zij daar niet altijd uit. Het helpt ze misschien wel om voor een andere keer over een alternatief te beschikken. De beslissing van dat moment, die alleen of in teamverband is genomen, is eenvoudig de enige die op dat moment voorhanden is. Belangrijker wordt dan de mentaliteit van waaruit de beslissing genomen wordt en de wijze waarop verzorgenden iets uitvoeren. Wat plaatsvindt in een sfeer van begrip, respect en acceptatie van de beperkingen van de ander, maar ook van jezelf, dat is goed gedaan. Zelfs al doe je het een volgende keer toch weer anders. Wat niet in die sfeer plaatsvindt, of je nu iets doet of juist nalaat, zet de ander in de kou.

De toon van het gezag

Vaak zijn verzorgenden zich wel bewust van wat ze zeggen maar in hoe ze iets zeggen, komt soms veel meer van een machtsverhouding tot uiting dan ze beseffen. Dat kun je 'de toon van het gezag' noemen.
'Meneer, kijk nou eens, een heel gat in het tafelkleed gebrand. Moet uw hele huis in de fik vliegen? Let toch op met die sigaar. Anders komen er geen nieuwe meer.' Zoiets is in de consternatie snel gezegd, ook al is de verzorgende in kwestie een vriendelijk, bedaard jong mens met veel humor en inlevingsvermogen. De betrokken verzorgende zou schrikken wanneer men hem of haar autoritair zou vinden. Toch is de toon tegen de man met de sigaar dat wel. Waar die toon vandaan komt? Misschien wel een verborgen karaktertrekje dat bij de schrik tevoorschijn komt of iets dat er bij de opvoeding ongemerkt is ingeslopen. Of is het zelfverwijt, omdat de verzorgende beter had moeten oppassen en zich

afreageert op die man? Belangrijker dan te weten waarom, is het echter om aan te leren op zo'n toon te spreken dat de dementerende zich niet gekleineerd voelt. En dat juist ook in wat chaotische situaties. Misschien komen hier de volgende suggesties van pas.

SUGGESTIES

Luister eens een week rustig, zonder verder commentaar, naar uitlatingen van anderen. Luister vooral naar de toon waarop iets wordt gezegd. Observeer en analyseer de reactie van de aangesprokene en trek conclusies vooral over de toon van de uitlatingen. Laat de persoon zelf buiten beschouwing. Probeer dat daarna eens met je eigen uitlatingen te doen. Dus ook alleen conclusies over de toon waarop je spreekt.
Wanneer je een dementerende op ongewenst gedrag wilt attenderen, gebruik dan de aanspreektitel: mevrouw De Bruin of meneer De Wit. Wanneer je iemand wisselend bij de voornaam of de achternaam noemt, gebruik dan in dat geval de achternaam. Wanneer je iemand altijd bij de voornaam noemt, gebruik die dan ook nu en niet een vervangend woord zoals 'lieverd' of 'man'. De juiste aanspreektitel maakt namelijk duidelijk dat het om het gedrag gaat en dat daarmee niet de verhouding in het geding is.
Stel dat je al begonnen bent met een krachtterm. Die is er uitgekomen omdat je schrok. Het is dus eigenlijk een uiting van je onmacht. Daarbij wordt door menigeen vaak bovenmenselijke inmenging aangeroepen: allemachtig, lieve hemel, heerejee, gunst, god. Als je dan de daarop aansluitende zin niet afmaakt en er verder het zwijgen toedoet, is dat soms een goede manier om met die gevoelens van onmacht om te gaan. Soms verdwijnen ze dan ook nog in die stilte. Wanneer je erg vaak van je stuk gebracht wordt en merkt dat je wel eens vaker mensen afsnauwt, vraag je dan eens af of er misschien iets anders is wat je dwars zit.

ONVERSCHILLIGHEID

Als verzorgenden macht gebruiken om hun vermogens met de dementerende, als plaatsvervanger of als bondgenoot, te delen, is er geen sprake van dat je de onmacht van de ander vergroot. Geleidelijk kan er echter gedrag ontstaan waarin macht vooral betekent dat de onmacht van de dementerende persoon wordt versterkt. In die zin is ook onverschilligheid als macht op te vatten, namelijk wanneer de dementerende het gevoel krijgt dat het er niets toe doet wat hij zegt: er wordt toch niet geluisterd. Het tegenovergestelde van onverschilligheid is betrokkenheid. De moeilijkheid met een dementeringsproces is dat vele warme blijken van betrokkenheid weer vergeten worden. Je krijgt geen tegoedbon en moet dus steeds weer investeren. Dat lukt geen mens. Maar het helpt wel als je te weten kunt komen waardoor je afhaakt. Dat voorkomt dat je in een soort chronische onverschilligheid vervalt.

AFSTOMPING

Onverschilligheid is meestal het gevolg van een afstompingsproces. Je hebt dezelfde pijn zo vaak gevoeld. Je hoop is zo vaak in teleurstelling omgeslagen. Je inzet en goede ideeën zijn op niets uitgelopen. Maar onverschilligheid kan ook worden veroorzaakt door niet ver genoeg te kijken, door te weinig stil te staan bij wat er in en om je heen gebeurt, door gebrek aan fantasie. Verschillen zijn verdwenen. Er valt geen onderscheid meer te maken. Niet tussen de ene persoon en de andere, niet tussen de ene oogopslag en de andere. Ook niet in wat het voor een dementerende betekent om door een schone of een vieze bril te kijken, met je eigen tanden te eten of met een kunstgebit.

NIET ZO VANZELFSPREKEND

Anneke denkt over die dingen veel na. Ze heeft ook een bijscholing gevolgd. Daar hadden ze het over zelfzorg.

Sommige dingen nam ze met een korreltje zout. Wat ze heel wezenlijk vond was een verhaal over de grote en de kleine boodschap. Het lijken kinderachtige termen voor defeceren en urineren. Maar als je doordenkt, zijn ze dat niet. Het is wel lastig als je nodig moet, maar een opluchting als je het kwijt bent. Zonder die last zou je ook niet die positieve gewaarwording hebben. En het is verder toch ook een heel beladen gebeuren. Mensen kijken achterom in de toiletpot wat ze 'gedaan' hebben. Zo noemen verzorgenden dat ook: 'Hebt u nog wat gedaan?' En wat gebeurt er met je als je niet meer weet of je iets 'gedaan' hebt? Anneke vindt het wel een gekke gedachte van zichzelf maar als het kunnen plassen uit haar leven zou verdwijnen, dan zou ze het missen. Als het zomaar weg zou lopen zonder een begin en een einde. En als je het voor jezelf al zo moeilijk op een rijtje kunt krijgen, hoe leg je het dan uit aan je collega's? Ze vertelt het volgende.

> Ik loop op vaste tijden bij mevrouw Vlaanderen binnen om haar naar de wc te brengen. Ze zegt dan dat ze niet hoeft en probeert er op allerlei manieren onderuit te komen. Uiteindelijk zwicht ze dan wel. Als ze eenmaal zit, komt er na verloop van tijd ook wel iets. Vaak denk ik: als ik haar nu gewoon een luier aandoe, dan heeft ze dat gezeur van mij niet zo vaak. Maar ja, dan moet ik haar net zo goed van tijd tot tijd verschonen. Dan is ze nog veel afhankelijker van mij. Want dan doet ze zelf niets meer, niet eens meer haar broek optrekken of haar kleren glad strijken. Dat doet ze nu wel en soms zelfs heel resoluut: 'Ziezo,' zegt ze dan, 'dat is weer klaar'. Maar ja, mijn collega's vinden het niet zo belangrijk als ik. Na mijn vrije dagen tref ik steevast incontinentiemateriaal aan. Waar doe ik het eigenlijk voor?

WAT VANZELFSPREKEND IS WEER NUANCEREN

Waar Anneke tegenop botst, dat zijn de vanzelfsprekendheden. Waar zij werkt, is incontinentie meer regel dan uitzondering. Wat iedereen het meeste bezighoudt, is dat de kleren en het beddengoed droog blijven en dat het niet gaat ruiken. Als je oud bent, heb je vaak een kunstgebit. Veel mensen wennen daar nooit aan en hebben er op hogere leeftijd, doordat hun mond verandert, last van. Geen wonder dat er in verzorgingshuizen, maar ook in serviceflats, geregeld maaltijden op tafel onaangetast blijven staan. Of dat meneer De Wit tijdens het eten zijn gebit naast zijn bord legt. Maar daarvoor krijgt hij op zijn duvel in plaats van een aangepast menu en een bakje om zijn gebit in te doen.

Verzorgenden moeten zich realiseren dat er veel oorzaken zijn die onverschilligheid in de hand werken. Het is echter nog belangrijker om te voorkomen dat onverschilligheid toeslaat. Daarvoor is het nodig dat er gelegenheid is om met collega's en andere betrokkenen van gedachten te wisselen. Dat helpt verzorgenden om de gewone dagelijkse verschijnselen uit de brei van de vanzelfsprekendheid te trekken en nuanceringen te kunnen aanbrengen.

DE MACHT DER GEWOONTE

Er bestaat ook nog zoiets als de macht der gewoonte. Dat speelt sterk in een instelling als een verzorgings- of verpleeghuis. Daar zijn nu eenmaal vaste regels en gewoonten die tot doel hebben de zaak overzichtelijk te houden. Dat geldt voor alle bewoners, voor het personeel dat elkaar moet kunnen aflossen en voor de leiding. Gewoonten geven houvast in een groter samenwerkingsverband, maar ook in kleinschalige relaties. Het is dan ook niet wijs om telkens alles te veranderen en op zijn kop te zetten. Dat neemt niet weg dat vaste patronen zo nu en dan kritisch moeten worden bekeken.

HOUVAST EN ZEKERHEID

Vaste gewoonten bieden houvast en zekerheid. Die hebben we allemaal nodig. Er is dus veel voor te zeggen om een vast dagritme aan te houden voor die dementerenden die nog een zekere band met de tijd hebben. Dat wil zeggen: voor die dementerenden die nog over een zeker leervermogen beschikken en dus in staat zijn om nieuwe informatie nog een tijdje vast te houden. Een vast ritueel bij het opstaan, wassen en kleden kan ze zo houvast bieden. Een vast patroon bij de maaltijd zorgt ervoor dat zij zich kunnen ontspannen, omdat ze weten: nu gebeurt dit, dan gebeurt dat. Dergelijke vaste gewoonten moeten gekoesterd worden en beschermd tegen wisselvalligheid. Verzorgenden kunnen het dus niet zomaar in een opwelling heel anders gaan doen. Maar soms moeten ook vaste gewoonten kritisch worden bekeken.

ONWEERLEGBARE ARGUMENTEN?
Op een dagverzorging werd veel aandacht besteed aan de maaltijd. Er werd met de bewoners samen tafel gedekt en de maaltijd werd opgediend in een kleurig servies om de huiselijke sfeer te onderstrepen. De verzorgende vroeg ook altijd even stilte voor wie wilde bidden. Dat vroeg hij staande. Hij hoorde ook niet echt bij de maaltijd, want hij at niet mee. Hij ging hier en daar even zitten bij iemand die zijn hulp nodig had. En dan werd hij na een half uur afgelost door een collega, die al gegeten had, zodat hij zelf naar de kantine kon gaan. Zo was nu eenmaal het gebruik. Interessant is waar dat vandaan kwam. Dat bleek een overblijfsel uit het ziekenhuis, waar de maaltijden van zieken en verplegenden strikt gescheiden blijven. Dat stamt dan weer uit de tijd dat men bang was voor besmettingsgevaar.
Een nieuwe collega, die in een verpleeghuis had gewerkt waar samen met de mensen werd gegeten, vroeg waarom de verzorgenden niet meeaten en zei dat hij het maar ongezellig vond. Hij kreeg verschillende argumenten tegen te horen. 'Dan kan ik niet iedereen helpen, die dat nodig heeft.' Of 'Ik kom zelf niet aan mijn eten toe.' 'Ik heb echt een half uurtje pauze nodig.' 'Ja, neem me nou niet kwalijk hoor, maar zo smakelijk

ziet het er niet uit zoals ze eten. Dan krijg ik geen hap door de keel.' Allemaal argumenten die hij moeilijk kon weerleggen. De nieuwe collega paste zich aan bij het gebruik en wist op een gegeven moment ook niet beter meer. Een jaar later – er was toen wat personeel van afdeling veranderd – bleek echter iedereen aan tafel mee te eten zonder dat duidelijk was hoe en wanneer precies die verandering tot stand was gekomen. Blijkbaar waren de vorige argumenten niet meer van kracht. In de vorige paragraaf is al besproken dat vanzelfsprekendheid tot een soort onverschilligheid kan leiden. Uit het zojuist gegeven voorbeeld blijkt dat ook weldenkende mensen niet zo gemakkelijk afstappen van wat ze altijd vanzelfsprekend hebben gedaan en vaak onweerlegbare argumenten hebben om hun gedrag te rechtvaardigen. Soms berust je gedrag eigenlijk niet op de aangevoerde argumenten maar op gewoonte, omdat je het altijd al zo hebt gedaan en er nooit bij stil hebt gestaan dat het ook anders kan.

Onmacht en machtsstrijd

In dit hoofdstuk is het meer over verzorgenden dan over dementerenden gegaan. Dat is niet zo verwonderlijk. Het gaat immers niet zozeer over macht in het algemeen maar over de macht die verzorgenden hebben omdat de dementerende afhankelijk van hen is. Waar het om gaat, is dat verzorgenden ook hun machteloosheid zullen moeten aanvaarden. Zonder hun beperkingen te accepteren, kunnen verzorgenden ook hun macht niet op de juiste manier hanteren. Zoals we in hoofdstuk 3 hebben gezien, blijven dementerende mensen lang last houden van hun ziekte, door hun falende poging om greep te houden op hun situatie en door de besefcontext. Je beseft dat de dingen niet gaan zoals je wilt en voelt je vaak als een kat in een vreemd pakhuis ook al woon je thuis. Je ziet vreemde gezichten die doen alsof ze jou wel kennen en alles van je afweten. Dergelijke situaties blijven bestaan, ook al doen verzorgenden het nog zo goed of handelen zij nog zo zorgvuldig. 'Eigenlijk is het een geluk,' zei een verzorgende, 'als dementerende mensen nog zo voor zichzelf opkomen, ook al vind ik dat ze dan lastig zijn.'

GEEN TEGENSPRAAK DULDEN

Sommige dementerenden reageren bij onraad net als sommige verzorgenden. Meteen de strijd aanbinden, proberen de ander te intimideren en niet toegeven aan je zwakte. Twee voorbeelden.

Mevrouw Boding heeft vreselijk pijnlijke voeten. Er is niemand die er iets aan kan doen. Ze heeft ermee leren leven. Als het echt te erg wordt, neemt het haar totaal in beslag. Dat gebeurt vooral 's avonds. Dan gaat ze niet op bed liggen maar juist aan de wandel. Iedereen die haar voor de voeten loopt, maait ze opzij. En ze bonst op de deuren. Wie weet, zoekt ze wel een uitweg omdat de pijn haar gevangen houdt. Misschien is het een aanklacht. In ieder geval pikt ze het niet. Ze duldt geen tegenspraak.

Meneer Zomers raakt altijd verward als hij na een nacht liggen overeind komt. Dat komt door zijn hart. Het zou verstandiger zijn als hij rustiger overeind kwam en dan eerst op de rand van zijn bed bleef zitten. Uit gewoonte komt hij met een ruk overeind en wil meteen aan de slag. Hij is seizoenarbeider geweest in de rietlanden. Dat was een hard bestaan met veel concurrentie maar ook veel kameraadschap. 's Avonds kan hij daar smakelijk over vertellen en erbij op zijn mondharmonica spelen. Dat deed hij vroeger ook als zijn dagtaak erop zat en ze met z'n allen nog even bleven nakletsen. Maar 's ochtends is het concurrentie. En die vaart zit er bij meneer Zomers nog altijd in. Dan is er geen tijd voor wassen en komt die grote, onbestemde angst weer om de hoek kijken. Dat komt niet alleen door zijn hart dat die snelle houdingsverandering niet aankan. Dat is ook een gevolg van zijn levensloop: een van nature zachtaardige jongen die moest leren zich de kaas niet van het brood te laten eten.

Dergelijke situaties zijn natuurlijk moeilijk voor verzorgenden. Mevrouw Boding bezorgt anderen onaanvaardbare overlast en meneer Zomers loopt niet alleen het risico dat zijn hart het begeeft maar ook dat hij valt en iets breekt. Beiden dulden geen enkele tegenspraak. Hoe gaan verzorgenden daarmee om? Wat doe je, zelfs als je op de hoogte bent van hun fysieke en geestelijke toestand?
Waarschijnlijk is het het beste ze geen strobreed in de weg te leggen. Of als je de kans krijgt en indien dat mogelijk is, overleggen wie van de verzorgenden de meest rustgevende invloed op de dementerende heeft. Meestal is er wel iemand die op de lievelingsdochter of -zoon lijkt of die op een andere wijze een gevoelige snaar kan raken. Misschien is er ook tijd en gelegenheid voor vragen als: is het wel zo belangrijk voor de dementerende wat ik loop te willen? Kan ik niet beter hem of haar aan zichzelf overlaten en wegblijven totdat de bui over is? Kan ik met overtuigend gezag, zonder dat de dementerende zich gekleineerd voelt, zeggen: 'Ziezo, nu gaan we eerst koffie drinken?'

LEREN IN DE PRAKTIJK
Vaak ontdekken verzorgenden in de praktijk wel hoe je een dementerende op een ander spoor kunt krijgen. Francien spreekt van smoesjes, een ander misschien van foefjes. Maar kunstjes en foefjes mogen niet het hoofdbestanddeel gaan vormen van de omgang van verzorgenden met dementerenden. Het kan best zijn dat iemand een keer gedrag vertoont dat je graag wilt doordat je het tegendeel vraagt. Dan zeg je bijvoorbeeld tegen een dementerende vrouw die maar blijft lopen hoewel ze doodmoe is: 'Zou u niet eens uit die stoel komen en de ramen gaan lappen?'. Dan zegt zij: 'Doe dat zelf maar. Dat is me veel te veel werk. Ik ben een oud mens, hoor. Ik ga lekker zitten.' Maar op de duur leidt een dergelijke paradoxale aanpak alleen maar tot meer verwarring.

Als verzorgenden het gedrag dat bij de dementerende vaak uit onmacht voortkomt, willen doorbreken, zullen ze moeten proberen iets van die onmacht weg te nemen. Soms lukt ze dat door de woorden van de dementerende te spiegelen. Je gebruikt dezelfde woorden maar verandert ze een klein beetje van richting. Of je reikt woorden aan waarmee de ander iets kan doen omdat ze een vertrouwde lading hebben. Een voorbeeld van dit laatste is de volgende conversatie.

> (Mevrouw Van Tiel knijpt Alie in de arm.) 'Au, dat doet pijn, hoor.'
> 'Net goed', zegt mevrouw Van Tiel.
> 'Ja, u bedoelt het goed, he?'
> 'Nee, ik bedoel het niet goed.' Mevrouw Van Tiel zet haar nagels diep in Alie's arm. 'Au', roept die weer, nu echt van harte. 'Dat doet vreselijk pijn, hoor.'
> 'Pijn is fijn', rijmt mevrouw Van Tiel.
> 'Maar lief zijn, is nog fijner.'
> 'Je vindt me niet lief, want je loopt toch weer weg.'
> 'Dus u wilt mij bij u houden?'
> 'Ja, altijd.'
> 'Ik wil u ook altijd bij me houden, want ik vind u lief.'

Zo maakt Alie er stap voor stap tweerichtingsverkeer van. Het is geen ramp dat ze niet precies weet waar ze uitkomt.

Ten slotte

Heel vaak hoeven verzorgenden helemaal niets te doen. Dan is het voldoende als ze zwijgen en de dementerende laten merken dat ze weten dat die zich machteloos voelt. Beiden ontwijken een vruchteloze machtsstrijd.
Om van de praktijk te leren, is niet alleen inzicht nodig maar ook de moed om in de spiegel te kijken. Een collegiaal klimaat waarin gedragspatronen bespreekbaar zijn

en eventueel geoefend kunnen worden, is daarbij eigenlijk onmisbaar. Ondervinding kan een prima leermeester zijn. Verzorgenden hoeven niet per se van tevoren precies te weten wat het beste is. Durven improviseren en kijken naar wat er gebeurt. Maar ook met acceptatie van eigen onmacht kun je een heel eind komen. Van groot belang is dat verzorgenden inzien dat het soms lijdelijke verzet van dementerenden meestal niet tegen henzelf is gericht maar vaak verzet betekent tegen een voortdurend gevoel van afhankelijkheid en onveiligheid. Omgaan met eigen twijfels en onzekerheid is een blijvend onderdeel van het werken met dementerenden, dat tevens een uitdaging kan betekenen.

9 Agressief gedrag

Uit de praktijk
'Als hij zijn hemdsmouwen opstroopte om af te wassen, zag ik wel vreemde plekken. Maar ik had er geen enkel vermoeden van dat dat door zijn vrouw kwam. Toen hij op een morgen een blauw oog had en ik vroeg of hij was gevallen, begon hij opeens te huilen. Ik wist niet wat me overkwam.' Vanaf de eerste dag dat Eva in het gezin Remmerswaal kwam werken, had de toewijding van meneer Remmerswaal haar vertederd. Zijn vrouw was al jaren dementerend. Ze vergat nu alles, kon zich nog nauwelijks verstaanbaar maken, spookte 's nachts door het huis en verdween, als ze de kans kreeg, de straat op. De politie had haar al een paar keer terug naar huis gebracht. Maar bij meneer Remmerswaal kwam nooit een klacht over zijn lippen. Totdat Eva naar zijn blauwe oog informeerde. 'Achteraf kon ik mij wel voor het hoofd slaan dat ik het niet eerder in de gaten heb gehad. Bij stukjes en beetjes kwam het verhaal er bij hem uit. Het kwam erop neer dat zijn vrouw hem af en toe niet meer herkende. Vooral 's ochtends was dat het geval. Als hij haar dan wilde helpen met wassen en aankleden, kon ze opeens gaan slaan, knijpen of schelden. Het verschrikkelijkste vond hij dat ze soms ook krabde. Terwijl hij toch altijd van haar had gehouden en zo zijn best deed om goed voor haar te zorgen. Hij had er wel over willen praten maar niet gedurfd, omdat hij dat als verraad voelde tegenover haar.' Hoewel Eva hem geloofde had ze het ook moeilijk met zijn verhaal. Eva had nog nooit aan mevrouw Remmerswaal gemerkt dat ze agressief kon zijn. Dat ze haar man, die zo zachtaardig met haar omging, pijn deed, kon Eva zich eigenlijk niet voorstellen.

Totdat ze er zelf mee werd geconfronteerd. Meneer Remmerswaal moest naar de dokter en hij had Eva gevraagd om zijn vrouw te helpen uit bed te komen en zich aan te kleden. Tegen tien uur zou hij dan wel weer terug zijn. 'Na zijn verhaal was ik toch een klein beetje op mijn hoede.

In het begin wees niets erop dat het mis zou gaan. In haar bed lag ze me met grote, vriendelijke ogen aan te kijken. Ze liet zich gewillig helpen met wassen voor de wasbak. Ik begreep wel niet precies wat ze zei, maar ik kon aan haar merken dat ze het naar haar zin had. Toen ze op bed zat om haar jurk aan te trekken, begon ze wat tegen te stribbelen. Maar omdat het verder goed was gegaan, was ik minder op mijn qui-vive dan in het begin van de ochtend. Toen ik op mijn hurken ging zitten om haar panty aan te trekken, schopte ze me opeens keihard tegen mijn borst. Ik schrok me dood, en het deed erg zeer. Ik weet nog dat mijn eerste gedachte was: wat heb ik fout gedaan. Maar dat ik daarna vreselijk boos werd en tegen haar begon te schreeuwen.' Toen meneer Remmerswaal van de dokter terugkwam, had Eva gedaan alsof er niets gebeurd was. Toen hij haar had gevraagd of alles goed was gegaan, had ze hem gerustgesteld. Maar ondertussen voelde ze zich ontzettend schuldig dat ze tegen zijn vrouw had gescholden. Pas na het avondeten, toen ze voor de tv zat, vond Eva de moed om er tegen haar man over te beginnen. Maar toen die meteen begon over 'wat denkt die mevrouw wel niet' en 'een andere baan zoeken', hield ze er maar over op. De volgende dag zocht Eva contact met haar leidinggevende. Die nodigde haar dezelfde dag nog uit voor een gesprek. 'Ik wil graag met u praten,' had Eva tegen haar gezegd, 'als het maar geen gevolgen voor mevrouw Remmerswaal heeft. Ik wil niet dat ze nu door mijn schuld moet worden opgenomen.'

Opzet van het hoofdstuk

In dit hoofdstuk komt allereerst aan bod waardoor agressief gedrag bij dementerenden veroorzaakt kan worden. Deze oorzaken variëren. Iemand kan van nature agressief zijn. Het kan een reactie zijn op onveiligheid of frustratie. Het kan ook het directe gevolg zijn van hersenafwijkingen. Daarna komt aan de orde dat de reactie van verzorgenden niet alleen ervan afhangt of zij de oorzaak kennen en het gedrag daardoor beter kunnen plaatsen. Hun reactie hangt ook samen met andere factoren. Als verzorgenden bijvoorbeeld het idee hebben dat er opzet in het spel is of als het agressief gedrag oud zeer bij hen reactiveert, bemoeilijkt dat de omgang ermee. Ten slotte wordt beschreven hoe ermee om valt te gaan: onder meer door de oorzaak te zoeken maar ook door te letten op de eigen reacties.

Inleiding

Dementerenden kunnen agressief gedrag vertonen. Of het verzorgenden al dan niet lukt om ermee om te gaan, is mede afhankelijk van de band die zij met de dementerende hebben. Is de dementerende vaak nukkig of ongeduldig en loopt de relatie altijd al stroef of maak je als verzorgende ook vertederende, fijne of humoristische momenten met de dementerende mee? Als er bij agressief gedrag maar een schijn van opzet in het spel is, of als het gedrag onverwacht optreedt, is het bijzonder moeilijk ermee om te gaan. Opvallend is dat er allerlei verschillende gevoelens kunnen optreden. Waar de ene verzorgende boos van wordt, voelt de andere zich bang of machteloos.

Moet het je eerst zelf overkomen om te kunnen geloven wat anderen vertellen over agressief gedrag? Na de verassende en onverwachte emotionele ontlading van meneer Remmerswaal is Eva nog steeds niet helemaal overtuigd. Zelfs de gedachte dat mevrouw Remmerswaal misschien reageert op onaangenaam gedrag van haar man komt niet in haar op. Hij is immers 'een schatje', de zachtaardigheid zelve, vindt ze. Als het haar zelf overkomt, schrikt ze wel hevig, maar sluit de mogelijkheid niet uit dat zij zelf iets verkeerd heeft gedaan. Dat is niet zo vreemd, want met agressie die ogenschijnlijk zonder enige aanleiding optreedt, weten veel mensen ook in het gewone dagelijkse leven geen raad. Verzorgenden die bij dementerende mensen thuis of in een verzorgingshuis werken, hebben met agressief gedrag vaak veel moeite en blijven dat vaak ook houden. 'Het is iets waar je nooit aan went.' Verzorgenden praten er niet snel en niet gemakkelijk over, maar uiteindelijk blijkt bijna iedereen er wel eens mee te maken hebben gehad. Wat wordt verstaan onder agressief gedrag is heel verschillend: van dat iemand je van zich wegduwt tot schelden en slaan. De gevoelens die dit soort gedrag bij verzorgenden oproept, blijken niet alleen heel divers maar soms ook heel complex te zijn. Terwijl de een zich gekwetst of vernederd voelt wanneer de dementerende scheldt, wordt de ander boos. Terwijl de een zich alleen bang voelt, voelt de ander niet alleen medelijden maar ook onmacht en angst. Soms hangen de intensiteit van de reactie die het agressieve gedrag oproept, en de moeite om erover te praten samen met persoonlijke ervaringen van verzorgenden buiten hun werk.

De kern van de zaak lijkt het feit dat het agressieve gedrag van een dementerende persoon ertoe leidt dat verzorgenden enerzijds afstand houden, zowel letterlijk ('dadelijk krijg ik nog een klap') als figuurlijk ('zoek het maar uit') terwijl ze anderzijds beseffen dat hun nabijheid eigenlijk een vereiste is. Je kunt de dementerende, gezien zijn afhankelijkheid van anderen, moeilijk aan zijn lot overlaten. En om het contact met de dementerende weer op te bouwen, is vaak nodig dat je ook lijfelijk dicht bij hem in de buurt bent.

Agressief gedrag

Volgens het woordenboek betekent 'agressief gedrag': geneigd tot aanvallen, conflict zoekend, aantastend. In de regel wordt er gedrag mee aangeduid waarmee men de ander kwaad berokkent, fysiek of psychisch. Het gedrag kan zich in vele varianten voordoen: verbaal (schelden, vloeken), in gebaren (dreigen, de vuist heffen, tegen het voorhoofd tikken) of daadwerkelijk lichamelijk geweld (slaan, spuwen, knijpen, stompen, krabben of schoppen). Ook zijn er verschillen in heftigheid of ernst.

OORZAKEN VAN AGRESSIE

Er zijn bepaalde oorzaken die de herkomst of achtergrond van agressief gedrag verklaren: agressie kan een instelling van iemand zijn, een reactie op frustratie, een reactie op onveiligheid, een reactie op andermans agressie of een direct gevolg van een hersenbeschadiging. Dit vijftal ideeën wordt hieronder kort beschreven.

Agressief van instelling

Hier wordt de verklaring van agressie gezocht in het feit dat ieder mens geboren wordt met een bepaalde dosis agressie. In de loop van het leven wordt aan mensen geleerd dat het uiten van agressief gedrag sociaal niet acceptabel is. Deze agressie, die als het ware in ieder van ons zit opgepot, wil zich af en toe ontladen. Een wijze die sociaal wel aanvaardbaar wordt geacht, is van een geweldfilm genieten of een sportieve competitie. Als de opgeslagen agressie zich op een onaanvaardbare manier ontlaadt, bijvoorbeeld wanneer iemand zijn agressieve neigingen in het sociale verkeer met anderen niet weet te beteugelen, wordt gesproken van een stoornis in het psychisch functioneren. Dat iemand een agressieve instelling heeft, wordt mede bepaald door de invloed van iemands vroege sociale omgeving. Agressiviteit kan zich ontwikkelen door wat iemand ziet of meemaakt in het gezin. Hierbij valt onder meer te denken aan voorbeelden van agressief gedrag van gezinsleden met wie een kind zich identificeert. Bijvoorbeeld een oudere broer die steeds door vertoon van agressief gedrag zijn zin krijgt. Het kan ook zijn dat iemand is opgegroeid in een buurt waar agressief gedrag een veel voorkomend en geaccepteerd verschijnsel was.
Een dementerende kan zich agressief gedragen, omdat het hoort bij die persoon en hij dat gedrag zijn hele leven lang al heeft vertoond. De levensloop van de betrokkene kan hierover uitsluitsel geven. Met deze verklaring kan Eva in de omgang niets doen aan het agressieve gedrag van mevrouw

Remmerswaal. De maatschappelijke norm dat agressief gedrag onaanvaardbaar is, is voor de dementerende vervaagd. Daarom heeft mevrouw Remmerswaal geen beheersing meer over de agressieve neigingen die zij van nature bezit. De agressie kan zich vrij ontladen. Eva kan er weinig aan veranderen. Maar als zij weet dat mevrouw Remmerswaal al van jong af aan zo heeft leren reageren en dat agressief gedrag een onderdeel is van haar gedragsrepertoire, helpt het haar ten minste te accepteren dat er niets aan te doen valt. Het kan Eva doen inzien dat de agressie mevrouw Remmerswaal overkomt, waardoor ze zich ook niet persoonlijk aangesproken hoeft te voelen. Het helpt haar om het gedrag in ieder geval niet onnodig op zichzelf te betrekken.

Agressie als reactie op frustratie
Een andere oorzaak van agressief gedrag is frustratie. Frustratie is het gevoel dat kan ontstaan als je niet bereikt wat je wilt, teleurgesteld bent, als iets je tegenzit. De een reageert 'naar binnen', in de vorm van bijvoorbeeld lichamelijke klachten, stress of apathie. De ander reageert het op anderen af. Deze vorm van agressie zien we bij dementerenden vooral in het beginstadium van het dementieproces. Een dementerende stuit dan op zijn beperkingen in wat hij kan en wil, en is zich daar nog van bewust. Het gaat dan om agressief gedrag door een besef van verlies, door een besef van wat er fout gaat, door een besef de greep op de werkelijkheid te verliezen. Indien deze verklaring in het spel is, is Eva misschien wel in staat in de omgang wat te doen aan het agressieve gedrag van mevrouw Remmerswaal. Waar mogelijk kan zij proberen de oorzaak van mevrouw Remmerswaals frustratie te vinden en die weg te nemen. Dat kan soms door iemand te helpen, bijvoorbeeld als een dementerende moeilijk uit zijn woorden kan komen, vragen zo te stellen dat deze door 'ja' of 'nee' te knikken toch antwoord kan geven. Door de dementerende niet te 'overvragen' maar ook niet te 'ondervragen' (wat

meestal een goedbedoelde overbescherming is), kunnen verzorgenden ook proberen om frustratie te voorkomen. Het probleem in de beginfase van de ziekte is echter vaak dat dementerenden ontkennen of niet in staat zijn om aan te geven dat zij problemen met de situatie hebben of dat er wat aan de hand is.

Agressie als reactie op onveiligheid

Agressief gedrag kan ook optreden, als mensen zich onveilig en bedreigd voelen. In hoofdstuk 3 is uitvoerig geschetst dat demente mensen zich onveilig kunnen voelen omdat zij met hoofd en hart betrokken blijven bij wat hun overkomt. Hun geestelijke achteruitgang voert ze langzaam maar zeker een andere belevingswereld binnen. Dit kan mensen in een situatie brengen waarin ze zich, bij tijd en wijle of voortdurend, ontheemd voelen, moederziel alleen en door Jan en alleman verlaten. Het is bekend dat mensen agressief kunnen reageren als die onveiligheid blijft voortbestaan. Deze agressie is te vergelijken met een van de fasen van het rouwproces na een ingrijpende verlieservaring. De agressie van de dementerende is agressie als reactie op een gevoel van verlies, niet op een besef van verlies.

Uitgaande van deze verklaring kan Eva zoeken naar manieren om mevrouw Remmerswaal zich minder onveilig te laten voelen. Vaak kan dat door nabijheidgevend gedrag, door dicht in haar buurt zintuiglijk waarneembaar en bereikbaar te zijn. In een aantal gevallen kan Eva die veiligheid slechts bewerkstelligen door langdurig dicht bij mevrouw Remmerswaal te blijven. Dat is niet altijd haalbaar, maar het benadrukt wel hoe belangrijk het is dat de zorg voor een dementerende zo veel mogelijk in de handen van één persoon is. Eva kan ook proberen om te voorkomen dat het agressieve gedrag als reactie op haar eigen handelen optreedt. Het komt vaak voor dat er agressief gedrag optreedt bij het 's ochtends wassen en douchen. Dat gedrag kan ontstaan doordat de dementerende plotseling geconfronteerd wordt met een overdaad aan abrupte bewegingen, zich zonder houvast onveilig voelt en daartegen protesteert.

Een en ander kan nog worden gecompliceerd doordat, zoals we eerder hebben gezien, nieuw verlies onverwerkt verlies kan reactiveren en omdat ook de persoonlijkheid en de levensloop een rol kunnen spelen. Bijvoorbeeld als iemand meer teleurstellingen of frustraties in zijn leven heeft meegemaakt dan hij kon verwerken. Wanneer een dementerende zich in het verleden vaak onveilig heeft gevoeld, is de kans groot dat door het gevoel van ontheemding dat door het dementieproces kan worden opgeroepen, het agressieve gedrag wordt versterkt. Met andere woorden, mevrouw Remmerswaal projecteert en draagt onverwerkte gevoelens over op haar nieuwe situatie. Iets dergelijks is ook aan de hand in de volgende situatie.

Mevrouw Gerritsen had de gewoonte vooral tegen Mirjam uit te vallen en te snauwen. Die begreep er niets van. Haar begeleidster en haar collega's had ze al eens toevertrouwd dat ze er soms verdrietig van werd. Ze begon zich schuldig te voelen omdat ze misschien toch iets verkeerd deed. Want waarom viel mevrouw Gerritsen alleen tegen haar uit? Toen Marijke haar een keertje bij mevrouw Gerritsen verving, vernam deze bij toeval van de buurvrouw dat mevrouw Gerritsen een dochter had, een grote blonde vrouw, net zoals Mirjam, maar dat die al jaren ruzie had met haar moeder en dat die nooit bij haar moeder langs kwam. Omdat Mirjam wel wat leek op deze dochter met wie mevrouw Gerritsen altijd al een slechte verhouding had gehad, ging er bij Marijke een lampje branden. Mevrouw Gerritsen projecteerde haar negatieve gevoelens jegens haar dochter, al dan niet versterkt door de fysieke gelijkenis, op Mirjam. Daarom werd besloten dat Mirjam en Marijke van gezin zouden ruilen.

Agressie als reactie op agressie

Agressief gedrag kan ook optreden als reactie op gedrag van anderen. Als je wordt aangevallen of het gevoel hebt dat je wordt bedreigd of agressief wordt bejegend, 'sla je terug' of ga je zelf in de aanval. Soms kan het gedrag van de verzorgende voor een dementerende aanleiding zijn tot agressief gedrag. Die aanleiding kan van alles zijn. Omdat je druk en gehaast bent, val je uit tegen de dementerende dat deze nou eens op moet schieten. Of je pakt iemands arm wel erg stevig vast als deze weer niet begrijpt dat je wilt dat hij zijn arm door de mouw steekt. Soms praat je op een toon die de ander als beledigend aanvoelt terwijl je het goed bedoelt.

Met deze verklaring kan Eva in de omgang met mevrouw Remmerswaal erover nadenken hoe haar gedrag op mevrouw Remmerswaal overkomt. Daarbij helpt het om erop te letten wanneer het gebeurt. In dit geval was het bij het aantrekken van de panty. Heeft dat te maken met de gehurkte houding van Eva? Of kan mevrouw Remmerswaal niets aan haar voeten velen? Of is de opeenvolging van uit bed komen, wassen en aankleden met de steeds veranderende houding van staan, zitten, staan, zitten voor haar te veel van het goede? Eva zou kunnen proberen hoe het gaat als ze mevrouw Remmerswaal eerst op bed van onderen wast en haar een panty aantrekt, en dan pas daarna de rest aan de wastafel doet, of wanneer ze mevrouw Remmerswaal na het wassen eerst nog even in haar kamerjas tot rust laat komen.

Agressie als direct gevolg van hersenafwijkingen

Agressief gedrag kan ook het directe gevolg zijn van bepaalde afwijkingen in de hersenen. Het agressieve gedrag vindt dan als het ware plaats buiten de wil van de persoon om. Het gebeurt gewoon, zonder enige aanleiding. Vandaar dat het beter is om hierbij van 'agressieve ontremming' te spreken, net als van 'seksuele ontremming' in hoofdstuk 7.

Het agressieve gedrag van dementerenden is soms terug te voeren op hersenafwijkingen. Meestal is niet meteen duidelijk of dit inderdaad het geval is. Soms moet je dat wel aannemen als alle andere pogingen vanuit de andere verklaringen mislukt zijn. Uitgaande van deze oorzaak, is het agressieve gedrag van mevrouw Remmerswaal door Eva op geen enkele wijze te beïnvloeden of te veranderen. Misschien wel met bepaalde medicijnen. In het uiterste geval ontkom je soms niet, hoe betreurenswaardig dan ook, aan tijdelijk afzonderen of ontwijken van de dementerende om jezelf te beschermen. Het is de vraag of zo iemand thuis of in het verzorgingshuis te handhaven is en niet meer gebaat is bij opname in een verpleeghuis of een psychiatrisch ziekenhuis waar men dit gedrag kan hanteren, zonder daarbij de dementerende tegelijk in de kou te zetten.

Reacties van verzorgenden

Verzorgenden blijken beter met allerlei agressief gedrag van dementerenden om te kunnen gaan wanneer ze het gedrag kunnen 'plaatsen' of 'de oorzaak' kunnen begrijpen. Hoe verzorgenden op agressie reageren hangt echter ook af van hun eigen gevoelens en ervaringen.

VERSCHILLENDE GEVOELENS

Verzorgenden reageren heel verschillend op agressie. Bij sommigen roept agressie machteloze gevoelens op, iemand anders maakt het verdrietig. De ene verzorgende wordt meteen boos bij iedere vorm van agressief gedrag en heeft de neiging om terug te slaan. De andere verzorgende is er bang van of raakt in paniek. Weer anderen reageren laconiek of raken nauwelijks onder de indruk. Ze worden er hoogstens wat ongeduldig van.
Het is niet ondenkbaar dat gevoelens zoals angst, paniek en boosheid tevens samenhangen met de individuele levensgeschiedenis van de verzorgende. Ook onder verzorgenden kan

het voorkomen dat zij te maken hebben gehad met geweld, al dan niet binnen het ouderlijk gezin. Het volgende voorbeeld geeft aan wat bedoeld wordt. Een verzorgende durfde vanaf een zekere dag niet meer alleen op de kamer te komen van meneer Van Zijl, omdat ze het 'Spaans benauwd kreeg van die man'. Bij navraag bleek dat hij op die dag wild uit zijn ogen had gekeken en geprobeerd had haar te slaan. Haar vader, die vroeger erg boos en driftig kon worden, kon net zo kijken als hij boos op haar was en niet zelden volgde er dan een pak slaag. In termen van tegenoverdracht: de verzorgende kwam daardoor in een belevingssituatie terecht waarin ze onverwerkte gevoelens op de dementerende projecteerde met als gevolg dat ze extra angstig reageerde op diens agressieve gedrag.

GEMENGDE GEVOELENS

Niet alleen kunnen er tussen verzorgenden grote verschillen bestaan in de beleving van agressief gedrag. Het komt ook voor dat een verzorgende zelf verschillende en soms ook tegengestelde gevoelens heeft als hij wordt geconfronteerd met agressief gedrag van de dementerende. Een verzorgende kan zich tegelijkertijd bang en gekwetst voelen en daarnaast ook begrip en medelijden hebben. Dat verzorgenden niet precies kunnen aangeven wat ze voelen bij agressief gedrag van de dementerende kan een signaal zijn dat ze gemengde gevoelens hebben. Dat kan erop wijzen dat verzorgenden het moeilijk vinden om toe te geven dat er bepaalde gevoelens worden opgeroepen die voor hen een speciale betekenis hebben gekregen. Bijvoorbeeld angst- of paniekgevoelens die men liever niet toelaat omdat men moeite heeft om ze, eenmaal (h)erkend, onder controle te houden. Of omdat men gevoelens tegenkomt die te veel 'pijn doen' om ze opnieuw toe te laten. Ook dat kan soms wijzen naar ervaringen in het eigen leven van de verzorgende, bijvoorbeeld in geval van boosheid op de partner of een naast familielid voor wie de verzorgende ook positieve gevoelens koestert. Sommige verzorgenden zijn daarom geneigd om ieder conflict te sussen. Als dat niet lukt, komt er soms zoveel agressie naar boven dat ze er zelf van schrikken. Dat hoef je maar een keer te ervaren om met alle middelen te voorkomen dat je er opnieuw mee geconfronteerd wordt.

EXTRA MOEILIJK: ONVERWERKT OUD ZEER
Als verzorgenden bij agressief gedrag van dementerenden hoe dan ook proberen 'erbuiten' te blijven, bijvoorbeeld door aan te geven dat ze er niet langer willen werken, kan dat wijzen op een vorm van zelfbescherming tegen te sterke negatieve gevoelens. Het kan zijn dat het agressieve gedrag vooral sterke gevoelens van machteloosheid oproept die de verzorgende vervolgens betrekt op zichzelf: 'Ik doe het niet goed.' Of 'ze vindt mij niet lief.' Vaak blijkt dat zij zich dan niet alleen bij een demente persoon sneller voelen afgewezen en de oorzaak bij zichzelf zoeken, maar dat zij in het algemeen moeite met agressief gedrag hebben. Een en ander kan een reactivering van onverwerkt oud zeer betekenen en tot tegenoverdracht leiden.

EXTRA MOEILIJK: ZONDER EMOTIONEEL KREDIET
Voor verzorgenden is het nog eens extra moeilijk met het agressieve gedrag om te gaan als ze met de betrokken dementerende geen goede band hebben opgebouwd of wanneer iemand aldoor vijandig, afwerend of agressief is. We zien dat wanneer alle momenten waarop een verzorgende contact probeert te leggen of alle momenten waarop de dementerende verzorgd moet worden, tot agressief gedrag leiden. 'Je moet wel, maar er is niks leuks meer aan.' Dit kan ertoe leiden dat de dementerende in emotioneel opzicht als het ware geen enkel krediet meer bij verzorgenden heeft. Dat maakt het extra moeilijk om een manier of een oplossing te

vinden om ermee om te gaan. Het kan je moedeloos maken of ongeïnteresseerd maar ook onverschillig. 'Ik schrok nauwelijks, ik moest er eigenlijk wel om lachen toen hij zich zo druk maakte.' Een uitspraak als: 'Ik vond het natuurlijk heel vervelend toen het gebeurde, maar daar wil ik mijn gevoelens toch niet te veel door laten leiden.', geeft aan dat het agressieve gedrag gemakkelijker te verteren is voor de verzorgende omdat de betrokken dementerende blijkbaar emotioneel krediet heeft. Opeens een grauw en een snauw of een klap krijgen van een dementerende die verzorgenden lief vinden, kan beter te pruimen zijn dan van iemand aan wie ze een hekel hebben gekregen.

EXTRA MOEILIJK: ONVERWACHT EN SCHIJNBAAR MET OPZET

Wanneer het agressieve gedrag van een dementerende onverwacht optreedt, kan dit het voor verzorgenden extra moeilijk maken ermee om te gaan. Dat is ook het geval als zij de indruk hebben dat er opzet in het spel is, ongeacht of hun indruk juist is.

Onverwacht

Iemand begint onverwacht tegen je te schelden. Plotseling krijg je een schop. Je keert je om en krijgt een klap in je gezicht. Als er sprake is van een zekere vertrouwdheid en lichamelijke intimiteit, heeft de verzorgende zich dicht bij de dementerende persoon 'gewaagd' en voelt zich vertrouwd en veilig in de omgang met deze. Dat veilige gevoel, met de daaruit meestal voortvloeiende spontaniteit, kan dan opeens verdwijnen. De verzorgende blijft voortaan wel 'op schootsafstand'. Hij kijkt wel uit. Hij moet voortdurend op zijn qui-vive zijn. Terwijl je dichtbij wilt zijn, voel je je uit zelfbehoud gedwongen om op afstand te blijven. Dat voelt tegennatuurlijk aan, omdat je, in ieder geval tijdelijk, het vertrouwen moet opzeggen.

Schijnbaar met opzet
De dementerende begint tegen je te schelden, je te krabben of bijt in je arm. Dit kan je het gevoel geven dat de dementerende de bestaande emotionele band opzegt. Je rekende op andermans vertrouwen en er was al een zekere intimiteit gegroeid. Terwijl je dichtbij wilt zijn, lijkt het er nu op dat de ander je op afstand wil houden, terwijl er ogenschijnlijk geen enkele aanleiding toe is. Zo lijkt het op het eerste gezicht of mevrouw Van Tiel (hoofdstuk acht) Alie afwijst. Bij nader inzien blijkt het tegendeel waar.

DILEMMA
Agressief gedrag is voor verzorgenden ook moeilijk om mee om te gaan omdat het ze confronteert met een dilemma, het brengt ze in een loyaliteitsconflict. In de vorige hoofdstukken is uitvoerig aan de orde geweest dat dementerende mensen nabijheidgevend gedrag van verzorgenden 'vragen'. Daardoor ontstaat in de regel een emotionele band die kan uitmonden in een soort adoptie en die vaak resulteert in een vertrouwelijke relatie met een zekere lichamelijke intimiteit. Aan de andere kant dwingt agressief gedrag verzorgenden vaak om alleen al uit zelfbescherming afstand te nemen. Niet alleen uit lijfsbehoud maar ook om niet overmand te worden door angst, paniek, vernedering of boosheid. Door agressief gedrag van dementerenden kunnen 'aantrekken' en 'afstoten' met elkaar in strijd raken. Waar eigenlijk steeds meer nabijheid nodig is, moet soms voortdurend afstand worden gehouden. Dit kan tot gevolg hebben dat een bestaande emotionele band een flinke beschadiging oploopt of dat het opbouwen van een emotionele band stagneert. Wat het voor verzorgenden vooral moeilijk maakt, is het besef dat de dementerende op die manier tekort komt of in de kou blijft staan.
Het zal zelden voorkomen dat verzorgenden geen of nooit moeite hebben als dementerende mensen agressief gedrag

vertonen. Agressief gedrag roept bijna altijd gevoelens op om, zeker tijdelijk, afstand te nemen. Schrik, angst of verbazing doen mensen ook vaak letterlijk terugdeinzen. Agressief gedrag van een dementerende confronteert verzorgenden met de grenzen van hun nabijheidgevend gedrag, van hun zorgzaamheid en van hun emotionele band. Het brengt ze tot de vraag hoe ver hun verbondenheid gaat. Het probleem is dat agressief gedrag tot terughoudendheid dwingt. Daarmee ontstaan niet alleen negatieve gevoelens maar raken de bestaande positieve gevoelens in diskrediet. En dat is moeilijker te verwerken dan de eerste schrik, angst of verbazing.

Hoe ermee om te gaan

JE EIGEN REACTIEPATROON VERKENNEN
Praten met collega's of een leidinggevende is nodig, niet alleen om de eerste emotionele reacties op het agressieve gedrag te verwerken en te kunnen plaatsen. Het is ook nodig om met tegenstrijdige gevoelens in het reine te komen. Daarvoor wordt ook iets gevraagd van die anderen. Als ze je de tijd geven om te praten zonder direct met eigen conclusies of oplossingen te komen, zoals Eva's man deed, dan helpt dat al een heleboel. Toch is het vaak niet voldoende als ze alleen maar klankbord zijn. Er zullen vragen moeten komen die Eva verder brengen dan het stoom afblazen. Vragen die haar helpen haar probleem zo nauwkeurig mogelijk te formuleren en te plaatsen. Bijvoorbeeld: 'Wat woog zwaarder: de pijn of de schrik?' Of 'Welk woord beschrijft jouw eerste emotie het best: verbijstering, vernedering, angst of woede?' Eva heeft al gezegd dat ze eerst schrok, zich toen afvroeg of ze iets had fout gedaan en toen woedend werd. Eigenlijk is dat een wonderlijke volgorde. Schrik en woede zijn pure emoties. Je afvragen of je iets verkeerd hebt gedaan, lijkt veel meer een verstandelijke activiteit. Of was het dat niet? Misschien, maar dat weten we niet want er vond geen echte evaluatie van het

gebeurde plaats. Daarom bleef Eva er ook zo lang mee zitten. Misschien zou Eva tot de ontdekking zijn gekomen dat 'ik vroeg me af' geen juiste weergave is. Misschien werd door de schrik wel meteen een schuldgevoel geactiveerd. Als dat het geval blijkt, kan ze twee wegen inslaan: een therapeutische of een pragmatische. Ze kan kijken hoe het mechanisme in elkaar zit en wat er de historie van is. Ze kan ook aanvaarden dat ze nog zo in elkaar steekt dat schrik direct een schuldgevoel bij haar oproept. Het besef van dat mechanisme is vaak voldoende om ervan af te komen. Voor een teambespreking is die tweede pragmatische weg het meest aan te bevelen. Het team vraagt dan ook niet verder van: 'Hoe denk je dat dat gekomen is?' Of: 'Aan welke ervaringen van vroeger koppel je dit?', maar stelt vragen als: 'Denk je dat je een volgende keer weer zo zult schrikken en dat je je dan meteen weer schuldig zult voelen?' Dit voorbeeld dient om duidelijk te maken dat praten pas zinvol wordt, als de gesprekspartner(s) constructief kunnen luisteren. Wie vreest dat die vaardigheid nog onvoldoende in zijn team aanwezig is, zou ermee kunnen beginnen zichzelf toe te leggen op constructief luisteren en vragen wanneer een ander een probleem inbrengt. Teamgenoten leren vaak meer van een voorbeeld dan uit een boekje. Ook in het zoeken naar de mogelijke oorzaak van de agressieve uitvallen van de dementerende is een collegiale gedachtewisseling meestal geen overbodige luxe. Een echte diagnose stellen, dus vaststellen wat nu precies de oorzaak is, is bij dementerenden zelden haalbaar. Er lopen te veel dingen door elkaar heen. Collega's zullen vanuit verschillende invalshoeken het gedrag uitleggen en interpreteren. De een haalt er aspecten uit de levensloop bij. De ander vraagt door over mogelijke lichamelijke oorzaken als een urineweginfectie, eksterogen, obstipatie of jeuk. Een derde zoekt het in stressveroorzakende omgevingsfactoren zoals lawaai, haast of te veel prikkels tegelijk. Al die verschillende ideeën maken het erg onoverzichtelijk voor iemand die een probleem heeft en een oplossing zoekt. Maar zo zit nu eenmaal de werkelijkheid in elkaar. Meestal gaat het om complexe problematiek. In de praktijk blijkt vaak dat zo'n team-, bewoner- of zorgplanbespreking toch positief effect heeft op je benadering van de dementerende persoon met het agressieve gedrag. Ook al biedt het gesprek weinig concreet houvast, je hebt toch meer manieren voor ogen hoe je ermee om kunt gaan. Hierdoor, en omdat je merkt dat ook anderen met dit probleem worstelen, neemt je zelfvertrouwen (weer) toe. Voorwaarde voor een positief effect is wel, dat het collegiale overleg in een constructieve sfeer plaatsvindt. Het gaat er niet om wie de waarheid in pacht heeft, maar om door vragen en luisteren mogelijke oplossingen te vinden in een zorgrelatie die in de knoop is geraakt.

PROBEREN TE ACHTERHALEN WAAROM
Begrip, het onderkennen van mogelijke oorzaken, geeft verzorgenden de kans zich beter in te leven in de situatie en de belevingswereld van de dementerende persoon. Dit geeft ze handvatten om agressie te voorkomen. De dementerende verwordt niet tot een onbegrepen vreemde. Daar komt bij dat de verzorgende het agressieve gedrag daardoor minder zal ervaren als gericht op henzelf. Daarmee nemen ook gevoelens van onzekerheid of eigen schuld af ('het zal wel aan mij liggen'). Daardoor kunnen zij de dementerende toch nog aardig, lief, sympathiek of vertederend blijven vinden.
Dat wil niet zeggen dat zij geen maatregelen nemen om het gedrag te voorkomen en om zichzelf ertegen te beschermen. In staat zijn om mogelijke oorzaken van het agressieve gedrag te begrijpen, maakt het voor verzorgenden gemakkelijker de dementerende als persoon te blijven accepteren. Daardoor komt de emotionele band minder onder druk te staan. Het ongearticuleerd of ongenuanceerd schreeuwen van een dementerende die niet meer in staat is precies te zeggen wat hij wil, is acceptabeler als de verzorgende beseft

dat het onvermogen zich uit te drukken iemand een machteloos gevoel bezorgt. Zo kan het ook helpen je te realiseren dat iemand boos wordt doordat onverwerkte emoties uit het verleden weer tot leven komen: een verzorgende die er Indisch uitziet, kan bij een dementerende associaties oproepen met het Jappenkamp. Dat verzorgenden dementerenden accepteren, blijkt uit het feit dat zij hetzelfde agressieve gedrag veel minder accepteren als het zich in het gewone dagelijkse leven, buiten het werk, bij niet-dementerenden, zou voordoen.

VERMINDEREN VAN EXTERNE PRIKKELS
Bij bijna alle oorzaken van agressie spelen externe prikkels mee, al zijn ze misschien eerder aanleiding dan oorzaak. Terwijl je niets verkeerd doet, kan datgene wat je doet of zelfs je aanwezigheid alleen al een overbelasting vormen die de stoppen bij de dementerende doet doorslaan. In het algemeen zijn verzorgenden er zich niet van bewust hoeveel energie zij naar hun omgeving uitstralen. Als je praat, verricht je allerlei handelingen die niets met het onderwerp te maken hebben. Bijvoorbeeld: alvast de bloemen van tafel halen om straks te gaan dekken, terwijl je iemand vraagt of hij naar de wc moet. Terwijl je iemand helpt met schoenen aantrekken, roep je iets over je schouder naar een ander.
Je bewegingen zijn snel, je stem soms schel en zowel in je bewegen als je spreken maak je veel onverhoedse wendingen. In het algemeen zullen verzorgenden in de omgeving van de dementerende er goed aan doen hun energieke uitstraling iets te temperen. Wanneer iemand agressief dreigt te worden of al is, biedt een volslagen prikkelarme aanwezigheid van de verzorgende de beste kans om de agressie of escalatie daarvan te voorkomen en de rust te herstellen.

KENMERKEN VAN PRIKKELARM GEDRAG
Enkele kenmerken van prikkelarm gedrag zijn de volgende. Vloeiende en trage bewegingen. Een rustige stem, vaak iets beneden de normale toonhoogte en zonder uitschieters. Je stem voortdurend gebruiken voor eenvoudige zinnen als 'Het is me wat, hè?', 'Rustig aan maar, hoor', 'Nou, dat valt niet mee, hè?' Het zijn geen aanmaningen, meer een soort geruststellende achtergrondmuziek. Je kunt ook proberen elke handeling terug te brengen tot overzichtelijke stukjes. Bijvoorbeeld: bij het helpen opstaan van bed of stoel eerst oogcontact maken of de tijd geven om je te laten bekijken, je hand aanbieden en wachten tot de ander hem pakt, en dan pas uitnodigen om overeind te komen, meer in gebaar en mimiek dan met woorden. Proberen rustig te luisteren naar scheldwoorden of aantijgingen, met blikken van instemming en zonder tegenwerpingen. De instemming geldt dan niet de aantijging, maar het gevoel waaruit die voortspruit. Of geen commentaar geven op het agressieve gedrag, niet naar redenen vragen en bestraffende of belerende uitspraken achterwege laten.
Gemakkelijk is het niet. Wat het nog moeilijker maakt, is dat die ander niet het gevoel mag krijgen dat je hem of haar voor de gek houdt. Als je wel het gevoel hebt dat je een spelletje aan het spelen bent en de ander niet serieus neemt, kun je beter even weggaan. De ander merkt dat toch en kan juist daardoor helemaal op tilt slaan. Verder is het van belang dat anderen, collega's of huisgenoten, zich er niet in mengen en daardoor weer extra prikkels inbrengen. Het beste kunnen ze zich aan het gezichtsveld van de dementerende onttrekken.

Ten slotte
Soms worden verzorgenden, al dan niet rechtstreeks, geconfronteerd met agressief gedrag van de partner of een kind, tegenover de dementerende. Soms krijg je met het omgekeerde te maken en ben je getuige van agressief gedrag van de dementerende jegens iemand anders. Voor de betrokken

huisgenoot zelf of de familie kan dat een trieste en onbegrijpelijke confrontatie betekenen. Bijvoorbeeld: een moeder die de kinderen kennen als iemand die vroeger almaar suste en conflicten vermeed, en die nu haast onherkenbaar voor hen is als ze vloekt. 'Zo is ze nooit geweest, ons moeder', geven de kinderen soms met schaamte te kennen. Vaak is de laatste situatie toch gemakkelijker om op in te spelen dan de eerste. De verzorgende is zelf het slachtoffer niet en kan de ander opvangen en troosten. Daarna samen, eventueel met hulp van derden, proberen na te gaan wat de aanleiding of oorzaak van het gedrag zou kunnen zijn, kan tot een zeker begrip leiden en mogelijk ook inzicht geven om het gedrag te voorkomen. De eerstgenoemde situatie is vaak veel moeilijker: agressief gedrag tegenover de dementerende. In de regel zullen verzorgenden zich identificeren met de zwakste partij, met het slachtoffer. En ook al zijn ze in staat om het agressieve gedrag van de huisgenoot jegens de dementerende te begrijpen (bijvoorbeeld dat de partner schreeuwt uit onmacht of slaat uit teleurstelling dat een lang leven of een toekomst 'samen' verloren dreigt te gaan), accepteren zal nauwelijks aan de orde zijn, omdat de dementerende zich niet weren kan. Het is een ongelijke strijd. Deze situatie met de familie bespreekbaar maken is geen gemakkelijke opgave. Daarvoor zul je de juiste toon, het juiste moment en de juiste invalshoek moeten vinden. Daarom is het soms beter niet meteen op de situatie te reageren en eerst je eigen emoties onder controle te krijgen. Hoe je op de situatie reageert, en of je dat alleen doet of in overleg met anderen, zal mede afhankelijk zijn van hoe zwaar je de problematiek inschat. Gaat het bijvoorbeeld om een incidentele uitschieter of heeft de dementerende veel meer dan dat te verduren?

10 Een basis voor morgen

Uit de praktijk

Marijke komt nu al jaren in gezinnen met een dementerende. 'Met vallen en opstaan', vertelt ze, 'heb ik geleerd wat ik wel en niet kan zeggen tegen de familie. In het begin had ik bijvoorbeeld niet in de gaten dat ik bij de cliënt soms dingen gedaan kreeg die de familie niet of nauwelijks lukte. Ik deed gewoon mijn werk. En ik stond er nooit zo bij stil hoe de familie dat ervoer. Pas toen ik er dieper over ging nadenken, kreeg ik door wat mijn succes voor de partner moest betekenen.' Marijke geeft aan dat, hoe welkom haar hulp vaak in praktisch opzicht is, ze soms met argusogen door de familie wordt bekeken. Als buitenstaander dring je plotseling binnen in de intimiteit van een gezin. En dat niet alleen. Of je wilt of niet, je wordt toeschouwer van een jarenlange relatie met alle bijhorende patronen. Wat ook speelt, is dat de partner moet toezien dat de wederhelft zich aan een vreemde hecht. 'De partner heeft natuurlijk wel om de hulp gevraagd, maar zit nou niet meteen op een nieuwe verstandhouding met de ander te wachten. Meestal gaat die jaloersheid wel over', zegt ze. 'Maar zeker in het begin heb je nog wel dat je het in de ogen van de familieleden nooit goed doet. Dan leggen ze op alle slakken zout. Of als je iemand in bad doet, dan blijven ze almaar om je heen draaien. Nog even een aanwijzing geven, nog even een handdoek voor je halen, en ga zo maar door. Allemaal zaken die je zelf ook wel uit kunt vinden. Ik begrijp wel dat het moeilijk voor ze is, zo'n vreemde die het overneemt, maar tegelijkertijd denk ik ook: mens, benut die tijd nou toch om iets te doen waar je anders niet aan toekomt. Want daar klagen ze allemaal over. Dat ze geen moment rust hebben, dat ze geen ogenblik aan zichzelf toekomen. Altijd de dementerende om je heen. Ik zou er trouwens zelf ook gek van worden als mijn man voortdurend om me heen zou drentelen.'

Op dit moment komt Marijke om de andere dag bij een echtpaar waarvan de man aan het dementeren is, de familie Zuidman. Mevrouw Zuidman, een wat frêle vrouw, wil haar man kost wat kost zo lang mogelijk thuis verzorgen. Haar man is dan wel ziek en heeft hulp nodig, zegt ze, maar met de dementie valt het allemaal wel mee. Het echtpaar heeft twee zoons, de een woont in Canada, de andere in Nieuw-Zeeland. Met de buren hebben ze nauwelijks contact. Als Marijke bij hen werkt, moet ze voortdurend op haar hoede zijn om ruzie met mevrouw Zuidman te vermijden. Die heeft het er erg moeilijk mee om de zorg aan een ander over te laten. Liever had ze het allemaal alleen gedaan maar ze moet wel een verzorgende toelaten, want ze is niet meer in staat om haar man te tillen. Enerzijds wil mevrouw Zuidman het allemaal alleen doen maar als er maar even gelegenheid voor is, klaagt ze: 'Met die man, zo in deze toestand, heb ik geen leven meer.' Met haar erover praten om meer aan anderen over te laten of haar man aan te melden voor de dagbehandeling is echter een onmogelijke zaak. Ze ziet het als haar plicht, zegt ze, om haar man tot het einde toe zelf te verzorgen. 'Aan de ene kant kan ik ergens wel begrip voor haar situatie opbrengen. En diep in mijn hart heb ik zelfs bewondering voor haar', zegt Marijke. 'Maar aan de andere kant irriteert ze me soms mateloos. Het is allemaal zo gecompliceerd: steeds maar zeggen dat het met de dementie van haar man wel meevalt, maar tegelijkertijd klagen hoeveel ze voor hem moet doen. Zeuren om een eigen leven, maar iedere handreiking daartoe afwijzen. Klagen over hoe moe ze van de situatie wordt, maar ingaan op verlichting ervan: ho maar. Voor mevrouw Zuidman de zorg voor haar man uit handen geeft, zal ze er eerst zelf aan onderdoor moeten gaan, zo lijkt het wel.'

Opzet van het hoofdstuk

Allereerst komen de betrekkingen tussen verzorgende, familie en dementerende aan de orde. De familie lijdt een persoonlijk verlies door de veranderingen die zich in de partner, vader of moeder voltrekken. De zorg voor de dementerende betekent bovendien een belasting die meestal boven op andere problemen en taken komt. Wanneer dan ten slotte een deel van de zorg wordt overgedragen aan een beroepskracht, ontstaat een nieuwe situatie. Daarin moet iedereen zijn weg zoeken, praktisch, maar vooral ook emotioneel. Vervolgens komt de eerste fase van die nieuwe situatie aan bod. De verzorgende vormt zich daarin een beeld van de mensen met wie hij te maken heeft, van hun behoeften en verwachtingen. Hoe kan de verzorgende binnen zijn eigen mogelijkheden daar zo goed mogelijk aan tegemoet komen? Het zogenaamde intakegesprek wordt in het algemeen door iemand anders gevoerd. Die zal de verzorgende zo goed mogelijk informeren, maar het proces van wederzijdse afstemming begint pas bij diens eerste entree. Hoe stelt de verzorgende zich daarin op? Het hoofdstuk en tevens het boek wordt besloten met een blik naar de toekomst. In de betrekkingen tussen familie, dementerende en verzorgende heeft elke dag genoeg aan zijn eigen beslommeringen. In de wijze waarop daarmee wordt omgegaan, brengt ieder niet alleen zijn eigen verleden maar ook zijn toekomstperspectief mee. Van die toekomst staat één ding vast. Er komt een tijd dat deze periode wordt afgesloten. Je weet niet wanneer en hoe. Maar de dag van vandaag zal mede bepalen, hoe verzorgenden straks op deze periode en op hun ontmoeting met de dementerende en diens familie terugblikken.

Meer dan verlies

In de vorige hoofdstukken is uitvoerig stilgestaan bij emoties van familie, wanneer een van hen getroffen wordt door dementie. Er is gesproken over rouw om het verlies van de persoon die zij kenden, die een heel bijzondere betekenis voor hen had en die verdwijnt in een onbereikbare wereld. Wat het extra moeilijk maakt, is dat de dementerende toch in levende lijve aanwezig is. Je kunt geen afscheid nemen van die persoon, zoals mensen dat aan een graf proberen te doen. Het lijkt meer op een vermissing, waarbij de hoop, tegen beter weten in, de verliesverwerking in de weg staat. Er is ook gesproken over allerlei verwerkingsmechanismen, die vooral in de meestal sluipende en onduidelijke beginfase tot spanningen leiden. Het vreemde gedrag van vader wordt bijvoorbeeld ontkend en verdoezeld voor de kinderen. Die kunnen dan later met verwijten komen, wat het voor moeder alleen maar moeilijker maakt. Of moeder vertrouwt haar problemen met vader aan de kinderen toe, maar die vinden dat ze overdrijft. Wanneer zij op visite komen, is hij altijd even gezellig. Hij slaat wel eens de plank mis, maar wie doet dat niet? Dus blijft moeder alleen met haar zorgen. Ook vraagt ze zich af, waarom haar man zo gewoon doet als de kinderen er zijn en zich zo laat gaan als ze weer alleen zijn. De waarheid, die men vreest, maar niet onder ogen kan zien, kan tot confronterende geheugentests leiden: 'Weet je hoe oud ik ben? Hoe heet de koningin? Wat hebben we vanmiddag gegeten?' En misschien worden er verwijten gemaakt over rommel maken, ongepaste opmerkingen, voor de voeten lopen, verstoring van het tv-programma, zwijgend in de stoel zitten en maar op de leuning blijven tikken. Wanneer je als familie de waarheid niet langer kunt ontkennen, kan er spijt komen. De enige die je vergiffenis kan schenken, ben jezelf en dan heb je al een heel lange weg afgelegd. Verder is het veranderde toekomstperspectief aan de orde geweest. Voor een partner valt een gezamenlijke droom van een vredige levensavond of misschien wel een tweede jeugd aan duigen. Zelfs ziek worden, een mogelijkheid waar oudere mensen meestal wel over nadenken, kan niet. Bijna iedere partner die de wederhelft thuis verzorgt of in het verzorgingshuis bezoekt, zegt dat ook: 'Ik mag eigenlijk niet ziek worden.'

ZORG KOMT NOOIT ALLEEN

Een weduwe hielp eerst haar schoonmoeder met de zorg voor haar dementerende man. Kort na zijn dood begon haar schoonmoeder zelf te dementeren. Omdat ze samen al zo veel verlies hadden meegemaakt, nam ze haar in huis, onder protest van haar enige dochter die na een scheiding samen met haar zoontje ook bij haar was komen inwonen. Er waren heel wat strubbelingen: over de dozen met incontinentiemateriaal die overal in de weg stonden tot en met de vraag of ze met de vakantie thuis zouden moeten blijven. Moeder kon de zorg voor haar kleinzoon er niet bij hebben en de dochter wilde op pad zonder haar kleine handenbinder. Dat is één verhaal. En zo zijn er duizenden.

Voor de kinderen die helpen komt de zorgtaak vaak bovenop andere taken. Ze hebben een eigen huishouden. Ze hebben hun eigen relaties, die aandacht behoeven. Soms is er in het eigen gezin alle begrip voor de situatie en wordt de zorg zelfs gezamenlijk opgevangen. Maar dat is niet altijd het geval. Een jongere partner van een oudere dementerende zit soms met opgroeiende kinderen, die ook veel aandacht en begrip nodig hebben. Het is een hard gelag als die dat elders zoeken en niet meer hun vrienden en vriendinnen mee naar huis nemen. Vaak moet ook de eigen seksuele hartstocht in de ijskast en lekker bekvechten met de partner of diepgaand discussiëren over de toestand in de wereld is er ook niet meer bij. In korte tijd moet de partner, die daar nog helemaal niet aan toe is, zich voegen in het leefritme van de dementerende. Dat voelt vaak niet alleen aan als een verlies, maar ook als een groot onrecht.

Wanneer van een echtpaar een van beiden gaat dementeren, lijkt het hele leven zich toe te spitsen op de zorg voor en het verdriet om de partner. Maar juist dan kunnen andere levensvragen ook de kop opsteken. Neem mevrouw Zuidman. Ze heeft er vast altijd verdriet van gehad dat eerst haar ene en toen de andere zoon emigreerde. Mogelijk hebben zij en haar man steeds bij elkaar troost gevonden en berusting in de gedachte dat hun zoons daar een goede baan hebben. Misschien heeft de toenemende werkloosheid in Europa hen gesteund: verstandig van de jongens; ja, het is zo het beste. Maar dat zijn verstandelijke argumenten om een akelig gevoel onder de duim te krijgen. Nu haar man eigenlijk ook aan het emigreren is naar een voor haar onbekende en onbereikbare wereld, komen er vermoedelijk allemaal pijnlijke vragen naar boven. Waarom sta ik er zo alleen voor? Ben ik geen goede moeder geweest voor de jongens? Ik denk wel dat ik een stug karakter heb, maar daar kan ik toch ook niets aan doen? Ik heb mijn kleinkinderen nooit op schoot gehad. De eerste en enige keer dat ik ze zag, was de een vol over een popzanger en de ander over baseball. Henk kon daar goed in meegaan, maar ik miste iets. Ik denk dat ik heel anders zou zijn geworden als de kleinkinderen hier waren geboren en als ik ze geregeld had kunnen zien. Kon ik er maar met Henk over praten. Maar dat gaat niet. Dat 'samen' is er niet meer.

EEN POTTENKIJKER
Hulp bij het huishouden of bij de verzorging betekent voor de familie in het algemeen een uitkomst. Het helpt hen een aantal praktische problemen het hoofd te bieden. Vooral wanneer zij elders wonen zullen zij doorgaans de hulp als een verlichting van hun dag- of weekprogramma ervaren. Heel belangrijk is daarbij dat de familie het erover eens is dat hulp van buitenaf nodig is en ook over wat voor hulp dat moet zijn. Het komt niet zelden voor dat familieleden die zich weinig met de zorg inlaten een ander oordeel hebben dan degene op wie praktisch het hele huishouden en de verzorging van de dementerende neerkomt. Voor deze laatste, de primaire verzorg(st)er, kan de zorg meer betekenen dan je op het eerste gezicht als buitenstaander zou denken.
Mevrouw De Waard verzorgt dagelijks haar dementerende moeder, die een kwartiertje van haar vandaan woont. Tussen haar twee broers en haar jongere zuster voelde zij zich, toen ze nog allemaal thuis woonden, de mindere. Ook later, toen iedereen al uit huis was gegaan en elkaar alleen bij bijzondere gelegenheden zag, was ze niet opgewassen tegen de verhalen over hun kinderen en hun succesrijke

carrières. Op moeders tachtigste verjaardag kwam de hele familie op bezoek. Moeder leek weinig van het gebeuren te snappen en zat voornamelijk te dommelen. Iedereen was heel lief en zorgzaam. Ook voor mevrouw De Waard was meer belangstelling dan anders. Misschien om ook eens iets interessants te vertellen te hebben, weidde ze nogal uit over hoe zwaar de zorg voor moeder was en hoe ze er zelf bijna onderdoor ging. Het gevolg daarvan was dat de rest van de familie een spoedberaad hield, met als conclusie dat moeder naar een verzorgingshuis moest. In afwachting van een plaats zou de gezinszorg worden ingeschakeld. Hoezeer mevrouw De Waard zich ook tegen dit besluit verzette en probeerde haar opmerkingen tijdens moeders verjaardag te relativeren, veertien dagen later stond de gezinsverzorgster op de stoep. Mevrouw De Waard zag haar met gemengde gevoelens komen. In wezen had ze niet overdreven en werd de zorg haar wel degelijk te zwaar. Aan de andere kant was er sinds de ziekte en verzorging met haar moeder een veel intiemere band ontstaan dan tussen haar moeder en de andere kinderen. Ook gaf haar zware verantwoordelijkheid haar een gevoel van belangrijkheid. De gezinsverzorgster belichaamde voor haar opnieuw het gevoel van eigen onbeduidendheid.

OOK EEN EXTRA BELASTING

Voor een huisgenoot van een dementerende, bijvoorbeeld een partner, brengt de komst van een verzorgende naast een taakverlichting toch vaak ook een gevoel van extra belasting met zich mee. De meesten moeten wennen aan een andere dagindeling en een andere manier van werken. Mevrouw Zuidman bijvoorbeeld zal misschien wel vroeger opstaan dan ze gewend was. Ze wil zich gewassen en gekleed hebben voordat Marijke komt. Het is niet alleen haar trots dat ze niet in haar nachtgoed de deur wil opendoen, er is ook een heel praktische reden. Als Marijke haar man gaat helpen, zijn de slaapkamer en de badkamer bezet. Dan moet ze misschien wel tot half elf in haar nachtgoed lopen en tegen die tijd wil ze juist de koffie klaar hebben. Dat ze vroeger uit de veren moet, beïnvloedt wel haar stemming. Ze heeft 's ochtends veel tijd nodig om op dreef te komen en ze raakt gemakkelijk van slag af. Dan is ze zenuwachtig. Dan lukt het niet met haar ontlasting en loopt ze de hele dag met buikpijn. Er zijn ook dieper liggende gevoelens van onbehagen, nu ze een deel van de zorg voor haar man uit handen moet geven. Misschien heeft ze wel het gevoel dat hij nog de enige is die haar nodig heeft. Hij is de enige aan wie zij haar liefde kwijt kan. Hij geeft weinig reacties, maar met een enkele glimlach voelt ze zich al beloond. De laatste tijd lijkt het of hij vaker naar Marijke glimlacht. Dat geeft haar een jaloers gevoel. Ze zou wel eens heel hard willen huilen, maar ze weet niet meer hoe dat moet. Dat was trouwens nooit een sterk punt van haar. Zowel bij mevrouw De Waard als bij mevrouw Zuidman voel je als verzorgende een stroom van negatieve emoties op je afkomen. Die zijn beter te begrijpen wanneer je beseft, dat ze niet op jou persoonlijk zijn gericht en wanneer je min of meer kunt begrijpen waar die gevoelens vandaan komen. Maar het is niet een sfeer waarin het prettig werken is. Bovenal is het geen bevorderlijk klimaat voor de dementerende, die de spanningen ook merkt en er verder door van slag zal raken.

Helpen waar het nodig is

Wanneer de partner of een van de kinderen van de dementerende de zorg gedeeltelijk of geheel uit handen moet geven, gaat dat zelden probleemloos. Veel familieleden wachten tot het uiterste voordat zij hulp inroepen. Zij hebben dan fysiek en emotioneel hun laatste reserves al aangesproken. In die toestand kan een soort verdoving optreden, waardoor het familie de grootste moeite kost om in te spelen op een nieuwe situatie, ook al brengt die verlichting. De meesten zijn hun weerbaarheid voorbij en dus uiterst kwetsbaar. Vaak zien we dat ook hulp pas wordt toegewezen wanneer een bepaald uiterste is bereikt. Maar dat is lang niet gemakkelijk precies vast te stellen. Neem de familie Zuidman. Waarom is daar hulp nodig? En welke hulp is nodig? Niet zelden wordt pas in de feitelijke zorgsituatie duidelijk waar de accenten moeten liggen. Daarvoor moet je eerst weten waar precies de problemen liggen. Alleen dan kun je erachter komen om welke hulp iemand precies verlegen zit. Gaat het meer om overnemen van de zorg of meer om het ondersteunen van de familie? Dat is niet te bepalen door alleen maar te kijken naar de draaglast. Bijvoorbeeld het extra werk dat de hulpbehoevendheid van de dementerende vergt van de partner of van de familie. Ook de draagkracht van het zorgende familielid speelt daarin mee, zoals diens fysieke en psychische mogelijkheden.

MEER DAN EEN REKENSOM

Aanvankelijk ging Marijke uit van een eenvoudige rekensom. Als ik de draaglast verminder, en mevrouw Zuidman uit handen neem wat haar te zwaar is, dan kan zij zich wijden aan de dingen waar ze anders niet aan toekomt. Ze zal dan beter opgewassen zijn tegen de rest van de zorg. Misschien kan ze 's middags een dutje doen en zo de nachtrust inhalen die door het gerommel van haar man verloren gaat. Ze zou ook eens koffie kunnen drinken bij een vriendin. Of gaan winkelen. Maar zo eenvoudig bleek dat niet te liggen. Mevrouw Zuidman bleef op haar laatste benen lopen. Ook met Marijke's hulp.

Een vergissing die vaak onbewust wordt gemaakt, is dat het zorgende familielid wordt beschouwd als een onbezoldigde hulpverlener. Dat komt in heel kleine dingen tot uitdrukking. De verzorgende kan bijvoorbeeld de eerste dag bij het wassen en aankleden tegen de partner zeggen: 'Als u mij wijst waar alles staat en welke kleren uw man aan moet, dan red ik me verder wel.' Alsof je een klus van een collega overneemt. Alsof het ochtendritueel geen betekenis heeft voor de zorgende partner. Misschien heeft deze, juist op die momenten van intensieve lichamelijke zorg, een wijze van communiceren ontwikkeld die uitdrukking geeft aan haar verbondenheid met de dementerende. Dat het familielid soms te veel in de rol van hulpverlener wordt geplaatst, komt ook op andere punten tot uitdrukking. Bij het binnenkomen kan de verzorgende aan de echtgenoot van een dementerende vrouw vragen: 'Is uw vrouw vannacht een beetje rustig geweest?' De verzorgende weet dat mevrouw 's nachts vaak erg onrustig is. Meneer heeft dat al een paar keer aangegeven en gezegd dat hij daarop afknapt. De vraag lijkt wel van medeleven te getuigen, maar is in feite enkel een uitnodiging om verslag uit te brengen over de onrust van zijn echtgenote. Als de verzorgende zou vragen: 'Hebt u een beetje kunnen slapen vannacht?', dan blijkt daaruit belangstelling voor hemzelf. Misschien zegt hij wel: 'Ik kon maar niet in slaap komen. Eigenlijk was ik blij dat mijn vrouw wakker werd en naar de wc moest. Dat was in ieder geval een afleiding.' Misschien heeft hij dan behoefte om meer te zeggen, bijvoorbeeld dat hij lag te piekeren. Misschien vertelt hij zelfs wel waarover. Maar het kan ook zijn dat hij daar pas veel later op terugkomt. Het belangrijkste is dat de vraag op hem gericht is, op zijn welbevinden en niet op zijn hoedanigheid van hulpverlener.

DE HAND REIKEN

Wanneer het familielid lange tijd voor de dementerende heeft gezorgd, kan een verzorgende niet echt de zorg overnemen. Je kunt helpen de zorg te verleggen en proberen de zorg te delen. Dat is een geleidelijk proces, waarin je soms maar heel weinig kunt sturen. Je kunt alleen maar hier en daar een hand reiken om samen een volgende stap te doen.
Marijke kan de eerste keer dat ze bij mevrouw Zuidman komt, vragen of die het erg zou vinden om haar een paar maal voor te doen hoe ze haar man helpt. Dan weet Marijke

tenminste hoe ze het het liefste heeft. En tenslotte weet mevrouw Zuidman het beste hoe haar man het liefste geholpen wordt. Natuurlijk zegt Marijke dit niet in het bijzijn van meneer Zuidman, want die kan een andere opvatting hebben dan zijn vrouw. Dat kan hij misschien niet meer naar voren brengen op een manier die hout snijdt. Bovendien gaat hun relatie Marijke niets aan. Belangrijk is dat mevrouw Zuidman waarschijnlijk vindt, dat zij het beste weet wat haar man nodig heeft en dat zij dit bevestigd krijgt. Als zij daar zelf twijfels over heeft, is dit de beste opening om die te gelegener tijd met Marijke te delen. Als mevrouw Zuidman na een paar dagen het ochtendritueel aan Marijke toevertrouwd heeft, doet deze er goed aan niet juichend te melden dat het van een leien dakje ging. Mevrouw Zuidman is veel meer gebaat met een opmerking als: 'Ik snap niet hoe u dit zo lang alleen hebt kunnen volhouden.' Dat is een uitnodiging om over haar gevoelens te praten. Misschien heeft ze wel een uur hoogst gefrustreerd door het huis lopen drentelen. De vorige dagen waren al anders dan anders, maar nu is definitief aan een vertrouwd patroon een einde gekomen.

Met de vraag 'Moet u nu expres voor mij vroeger opstaan?' suggereert Marijke dat mevrouw Zuidman iets voor haar doet. Misschien antwoordt deze wel dat ze altijd erg vroeg is. 'Of ik nu veel of weinig geslapen heb, ik word gewoon altijd om zes uur wakker en dan ga ik er meteen uit. Dat is nog van de tijd dat de jongens klein waren en mijn man vroeg op zijn werk moest zijn.' Onwillekeurig zal ze misschien een beetje trots op zichzelf zijn, zal zij vanzelf aan vroeger denken en komen herinneringen boven die haar nu voldoening geven. Het kan ook zijn dat zij uitlegt dat het vroeg opstaan haar helemaal niet meevalt. 'Vooral als mijn man erg onrustig is geweest, ben ik 's ochtends doodmoe. Maar ik wil alles toch aan kant hebben voordat u komt.' 'Dan help ik u dus eigenlijk van de wal in de sloot.' 'Ja, maar voordat u kwam, moest ik ook al vroeg opstaan om mijn man te helpen. Dus dat maakt niets uit.' Hoe Marijke hierop ook reageert, veel verder zal ze op dat moment niet komen. Maar Marijke heeft mevrouw Zuidman wel een signaal gegeven, dat deze over haar moeheid mag praten en over het gevoel dat alles niets meer uitmaakt. Er enkel over praten is wellicht niet voldoende. Maar voor het zoeken naar oplossingen is het zeker nog te vroeg. Mevrouw Zuidman heeft zolang alleen doorgetobd, dat het tobben bij haar is gaan horen.

Juist in het begin, wanneer van weerskanten het terrein nog moet worden verkend, is het belangrijk dat een verzorgende terugkomt op mededelingen die het zorgende familielid over zichzelf doet. 'U zei gisteren dat uw vroegere buurvrouw 's avonds op bezoek zou komen. Is ze inderdaad geweest?' 'U verwachtte zondag een telefoontje uit Canada. Heeft uw zoon gebeld?' 'Hebt u zaterdag nog boerenkool gegeten, wat u van plan was?' Het bevestigt dat je die persoon serieus neemt. Heel wezenlijk is ook, dat de verzorgende oplet of er kleine, overzichtelijke problemen zijn, die het zorgende familielid kan aanpakken en oplossen. Bijvoorbeeld: 'Ik weet dat u last van uw gebit hebt. Het past niet goed meer, zegt u. Wilt u ermee naar de tandarts?' Dan kan worden overlegd welke tijden het geschiktst zijn, zodat de verzorgende thuis kan oppassen en de zorgende huisgenoot een afspraak kan maken. Mevrouw Zuidman heeft een keer gezegd dat ze een lange broek wil kopen voor de winter, maar dat er maar steeds niks van komt. Marijke is inmiddels op de hoogte van de winkel waar mevrouw Zuidman het liefste koopt en ook van haar smaak. Dus zegt ze: 'Het is deze week uitverkoop. Maandag ben ik toch hier. Dus als u dan wilt gaan, bent u er in ieder geval als een van de eersten bij.' Zo probeert Marijke mevrouw Zuidman over de streep te trekken. Het zijn juist die kleine zelfoverwinningen die zo belangrijk zijn voor het familielid. Ze doorbreken dat gevoel van verdoving, van doorlopen in de tredmolen.

Deelgenoot worden

Wanneer een partner of familielid lang voor een dementerende heeft gezorgd, verdwijnt deze zorg niet met de komst van een beroepskracht en ook niet als de dementerende naar een verzorgings- of verpleeghuis gaat. Immers, tot dat moment zijn praktische zorghandelingen als het ware het voertuig van hun zorg geweest. Daarin konden zij hun betrokkenheid op de dementerende tot uitdrukking brengen en een vorm van communicatie onderhouden. Nu ontstaat er een leegte.

VERSCHILLENDE REACTIEPATRONEN

Op de komst van een verzorgende reageren mensen verschillend. De een trekt zich terug en likt zijn wonden in stilte. Zo iemand zal zich aanvankelijk terughoudend opstellen jegens verzorgenden. Wanneer zo'n familielid in een verzorgings- of verpleeghuis op bezoek komt, zal hij de verzorgenden nauwelijks groeten en niet vragen hoe het gaat. Een verzorgende die inmiddels al een zekere band heeft gekregen met de nieuwe bewoner komt gemakkelijk in de verleiding om daar kleine demonstraties van te geven. 'We hebben zo lekker gegeten, hè mevrouw Bakker?' Het is misschien bedoeld als geruststellende informatie voor haar zoon. Die is omwille van de beleefdheid wel verplicht iets te zeggen als: 'Zo moeder, heb je zo lekker gegeten?', maar tegelijk zegt zijn blik: je kunt nu wel gaan, zuster. Meneer Remmerswaal uit het vorige hoofdstuk heeft zich in het begin ook gereserveerd-zakelijk tegenover Eva opgesteld. Hij maakte met haar een soort werkafspraken en zweeg verder over zijn moeilijkheden. Eva drong zich ook niet op. Naderhand verweet zij zichzelf haar argeloosheid. Toch is het mogelijk dat ze niet met oogkleppen opliep, maar veeleer onbewust de grenzen respecteerde die meneer Remmerswaal stelde.

Niet iedereen verwerkt zijn verlies in stilte. Verzorgenden kunnen ook een golf van wantrouwen en aanklachten over zich heen krijgen. 'Hebt u mijn vrouws bril wel schoongemaakt?', 'Let u er echt wel op dat mijn man voldoende drinkt?', 'Waarom heeft vader midden in de week zijn zondagse broek aan?', 'Moeders vest zit onder de vlekken, waarom doet u haar geen slab om bij het eten?' Ook al begrijp je als verzorgende dat dit een manier is van afreageren, het blijft moeilijk om dit gedrag te hanteren. De eerste stap is natuurlijk om de klacht of opmerking serieus te nemen. 'U hebt groot gelijk dat u controleert of de bril wel schoon is. Het zijn van die kleine dingen, waarvan je je afvraagt of een vreemde er wel op let en het is zo belangrijk.' Zeg niet: 'Het was de enige schone broek die nog in de kast hing.' Dat wordt ongetwijfeld opgevat als kritiek op de garderobe. 'Het spijt me van die broek', zonder verdere verontschuldigende redenen, biedt veel betere openingen. Misschien grijpt de familie die niet aan, maar het ligt in de menselijke natuur om op spijtbetuigingen van een ander zelf naar verontschuldigende omstandigheden te zoeken. 'Misschien moet ik er een paar broeken bijkopen.' Dat biedt de verzorgende een prachtig handvat. 'Denkt u dat het nodig is? Misschien kunnen we even samen in de kast kijken wat er nog hangt.' Er wordt samen gekeken en overlegd. Naderhand, als de familie de koop gedaan heeft, zal men waarschijnlijk verslag uitbrengen bij de verzorgende. Het zijn soms zulke kleine dingen waardoor mensen hun hart ontsluiten.

AARDIGHEDEN

Een verzorgende is ook een mens. Je werkt prettiger als mensen je aardig vinden. Ook de familie heeft er alle baat bij om je aardig te vinden. Sommige familieleden zijn meteen joviaal en gul. Er worden grapjes gemaakt, koekjes gepresenteerd en er wordt belangstellend geïnformeerd naar allerlei privézaken. Dat is niet altijd gemakkelijk te hanteren. Als de verzorgende het een beetje probeert af te houden, verdubbelt de familie soms haar pogingen. En als je ook daar niet op reageert, vindt de familie je soms opeens een kreng. Als de verzorgende meegaat in het spel van 'wat-kunnen-we-het-toch-goed-met-elkaar-vinden' kunnen daar allerlei misverstanden uit ontstaan. Er lijkt dan een intieme relatie te bestaan, terwijl het tegendeel waar is. Het is de dementerende die daarbij de kans loopt aan de zijlijn te belanden. In een verzorgingshuis, waar collega's naast elkaar werken en elkaar vervangen, kan onwillekeurig een wedstrijd in populariteit ontstaan. Dat bevordert de teamgeest niet en is uiteindelijk ook niet best voor de dementerende en diens joviale familielid. Een patroon dat eenmaal is ontstaan, is moeilijk te doorbreken. Voorkomen is beter, al is dat gemakkelijker gezegd dan gedaan.

Het is vaak beter in het begin wat reserve te houden, ook bij familie die zelf geneigd is de boot af te houden. Het kan zijn dat de opgeschroefde vriendschappelijkheid waar we het zojuist over hadden, vanzelf verdwijnt en plaats maakt voor een reëlere omgangsvorm. Wanneer dat niet vanzelf komt, kan het wel eens helpen als de verzorgende zegt: 'Ik heb er bewondering voor, zoals u de moed erin houdt.' Dat kan tot gevolg hebben dat de ander staaltjes van zijn opgeruimde geest ten toon spreidt. Laat maar praten. Die man of vrouw is nu niet meer lollig aan het doen, maar probeert een beeld te schetsen van zichzelf: niet bij de pakken neerzitten, flink zijn ook al valt het niet altijd mee. Onwillekeurig komt familie zo in een betere stemming om met een dementerende om te gaan. Men heeft over zichzelf kunnen praten. Dat geeft misschien wel wat rust. Ook in de relatie die je zelf met dat familielid hebt.

Ten slotte

In hoofdstuk 5 is besproken dat een verzorgende zich een soort familielid kan gaan voelen van de dementerende. In dit hoofdstuk is geprobeerd het perspectief van de familie te schetsen. Zij dragen een deel van de zorg over en daarmee ontstaat na alle geleden verlies opnieuw een leegte. De verzorgende probeert hun op zo'n manier de hand te reiken dat er een emotionele kloof wordt overbrugd. Dat kan alleen wanneer beide 'partijen' geduld en respect voor elkaars mogelijkheden en grenzen opbrengen. In veel gevallen zal de familie de verzorgende als een soort familielid gaan beschouwen. Dat is dan ook een soort adoptie. Er komt echter onherroepelijk een einde aan die relatie. Misschien is er na de dood van de dementerende van weerskanten nog een tijdje behoefte om elkaar te zien. Als verzorgende moet je er echter rekening mee houden, dat de familie op een dag het gevoel wil hebben dat deze periode is afgesloten en daarmee ook de relatie met de verzorgende. Verzorgenden doen er daarom goed aan om voortdurend hun plaats te bepalen, ook al groeit er een vertrouwensband. Steeds weer zullen zij een beetje afstand moeten nemen, om niet aan het eind van de rit helemaal te zijn opgebrand. Bovendien is die afstand nodig om overzicht te houden, om steeds weer op de juiste manier in te kunnen spelen op de situatie. Verzorgenden kunnen daarbij de verantwoordelijkheid van de familie niet overnemen. Wel kunnen zij helpen om die verantwoordelijkheid te dragen en vorm te geven. Dan kunnen familie en verzorgende ondanks alle verdriet in vrede afscheid nemen van de dementerende. Meestal hebben zij die steeds meer in het hart gesloten als de mens die hij nu is, in al zijn broosheid. Het wordt om de dementerende heen steeds stiller. Misschien is het wel die stilte waarin de werkelijke ontmoeting plaatsvindt.

Verantwoording en dank

Dit boek bouwt voort op de inzichten die ik heb verwoord in Dement: zo gek nog niet en verscheen eerder als Dementie dichterbij in de reeks Cahiers Ouderdom en Levensloop. Sindsdien is het eerstgenoemde boek verschillende malen herdrukt. Het laatstgenoemde boek heeft sinds de eerste uitgave geen herdruk beleefd. Het verschijnt nu opnieuw, onder een andere titel en aangevuld met enkele teksten.
De eer voor dit initiatief tot heruitgave komt toe aan Sacha Buddingh', eindredacteur van Denkbeeld, tijdschrift voor psychogeriatrie. Volgens hem heeft het boek 'de tand des tijds uitstekend doorstaan'. Anders gezegd: misschien was het boek zijn tijd wel vooruit. De huidige vraag naar goede scholing voor verzorgenden, die dag in dag uit professioneel met mensen met dementie en hun familie werken, rechtvaardigt het opnieuw uitbrengen ervan.

Voor een volledige verantwoording van mijn bronnen verwijs ik naar de oorspronkelijke uitgave. Hier wil ik volstaan met te vermelden dat ik veel dank verschuldigd ben aan het voormalige NIZW en Mia Duijnstee. Mijn belangrijkste inspiratie vond ik in het oeuvre van wijlen Ilse Warners en John Bowlby.

In mijn ogen is het in het bijzonder de 'besefcontext' van de patiënt die inzicht verschaft in zijn of haar lijdensdruk. Daarom staan de interviews met Hans Wierenga, de schrijver van de brief op bladzijde 18 en 19 van Dement: zo gek nog niet net als in mijn boek Mijn leed, mijn lief ook in het hart van deze uitgave.

Ten slotte wil ik de Stichting Uyttenhooven Doyen Fonds bedanken. De financiële steun van dit fonds maakte het mogelijk deze herdruk voor te bereiden. Maar bovenal: het fonds maakte het ook mogelijk alle deelnemers aan het derde congres van het lectoraat PsychoGeriatrie van De Haagse Hogeschool dit boek mee naar huis te geven.

Personalia

Dr. Bère Miesen (*1946) is geregistreerd klinisch psycho(geronto)loog NIP en GezondheidsZorgpsycholoog, adviseur psychogeriatrie bij WoonZorgcentra Haaglanden, lector PsychoGeriatrie aan De Haagse Hogeschool, en gastmedewerker bij de vakgroep Klinische en Gezondheidspsychologie aan de Universiteit Leiden. In 1990 promoveerde hij aan de toenmalige Katholieke Universiteit Nijmegen op het proefschrift Gehechtheid en Dementie. Hij ontving in 1979 de Poëzieprijs van de stad Maastricht, in 1995 de PsychoGeriatriePrijs, in 2000 de TerHaar-penning van Alzheimer Nederland en hij werd in 2002 door koningin Beatrix benoemd tot Officier in de Orde van Oranje Nassau. Al sinds 1969 is hij werkzaam in de zorg voor mensen met dementie en hun familie. Hij heeft talloze publicaties over dementie op zijn naam, initieerde in 1997 in Nederland het Alzheimer Café en in 2005 het Café PG. Zijn boeken zijn vertaald in het Engels, Duits en Grieks.

Zijn meest bekende boeken ('deskundig, betrokken, praktisch en inspirerend') zijn:

Dement: zo gek nog niet
Dit cahier is bedoeld als inleiding in de psychologie van dementie. De beleving van de demente persoon zelf en van diens familie staan daarin centraal. Het is geschreven als voorlichting voor ouderen die in verzorgingshuizen wonen en steeds vaker met gedrag van dementerende medebewoners in aanraking komen. Deze informatie is een handreiking in de omgang met hen. Onbekend maakt immers onbemind.
ISBN 9031313009.

Mijn Leed, mijn lief

Dit boek belicht op een heldere manier de psychologische kanten van dementie. Het geeft inzicht in wat zich gedurende het dementeringsproces afspeelt in het hoofd en in de beleving van de patiënt, maar ook met welke gevoelens en ervaringen partners, familieleden en professionele hulpverleners te kampen hebben. Het boek is bedoeld als leidraad voor wie als familie, deskundige of professioneel verzorgende aan het begin staat van een dementietraject. Maar ook voor patiënten in het beginstadium van dementie kan het boek handvatten bieden. Weten wat er aan de hand is, nadenken over mogelijke achtergronden van het eigen gedrag en dat van de andere betrokkenen, brengt begrip voor elkaars situatie.
ISBN 9789031334261.

Het Alzheimer Café

In dit boek beschrijft Bère Miesen, initiator van het eerste Alzheimer Café in Leiden, zijn persoonlijke ervaringen. Mede aan de hand van levendige, maar vooral betrokken verslagen van zijn contacten met enkele patiënten laat hij ons een aantal wezenlijke aspecten herkennen waarmee vrijwel iedereen die met dementie in aanraking komt, te maken krijgt. Zijn ontmoetingen met wijlen prof. dr. Jan Bastiaans, een bekend psychiater en traumatoloog en zelf ook Alzheimerpatiënt, spelen daarin een bijzondere rol.

Het Alzheimer Café is bedoeld voor iedereen die met dementie te maken heeft: patiënten, deskundigen, mantelzorgers en familieleden. Daarnaast is het geschikt voor iedereen die zelf een Alzheimer Café wil opzetten. De tips en praktische aanwijzingen zijn handvatten voor initiatoren en kunnen problemen voorkomen op het gebied van communicatie, techniek, locaties en gespreksonderwerpen.
ISBN 9789031339082.

Liefde voor het leven

In dit boek schetst de auteur vanuit een psychosociaal perspectief het lijden van mensen met dementie en hun familie. Deze mensen hebben behoefte aan – en recht op – zorg die meer behelst dan wat de basiszorg te bieden heeft. Vanuit dit perspectief maakt de auteur duidelijk wat de opdracht is waar verzorgenden en andere hulpverleners dagelijks voor staan. Ondersteuning en professionalisering horen hierbij vanzelfsprekend te zijn. Daarom worden in *Liefde voor het leven* praktische overlegstructuren beschreven waardoor verzorgenden kunnen profiteren van de deskundigheid van andere disciplines. Het is de hoogste tijd dat de kwaliteit van de zorg aan zo'n 250.000 mensen met dementie een krachtige impuls krijgt. Daaraan levert dit boek een substantiële bijdrage.
ISBN 9789031348220.

GPSR Compliance
The European Union's (EU) General Product Safety Regulation (GPSR) is a set of rules that requires consumer products to be safe and our obligations to ensure this.

If you have any concerns about our products, you can contact us on

ProductSafety@springernature.com

In case Publisher is established outside the EU, the EU authorized representative is:

Springer Nature Customer Service Center GmbH
Europaplatz 3
69115 Heidelberg, Germany

www.ingramcontent.com/pod-product-compliance
Ingram Content Group UK Ltd.
Pitfield, Milton Keynes, MK11 3LW, UK
UKHW051250180426
11947UKWH00020B/1631